日本の医療は
なぜ弱体化したのか
再生は可能なのか

本田宏 編著　NPO法人医療制度研究会副理事長

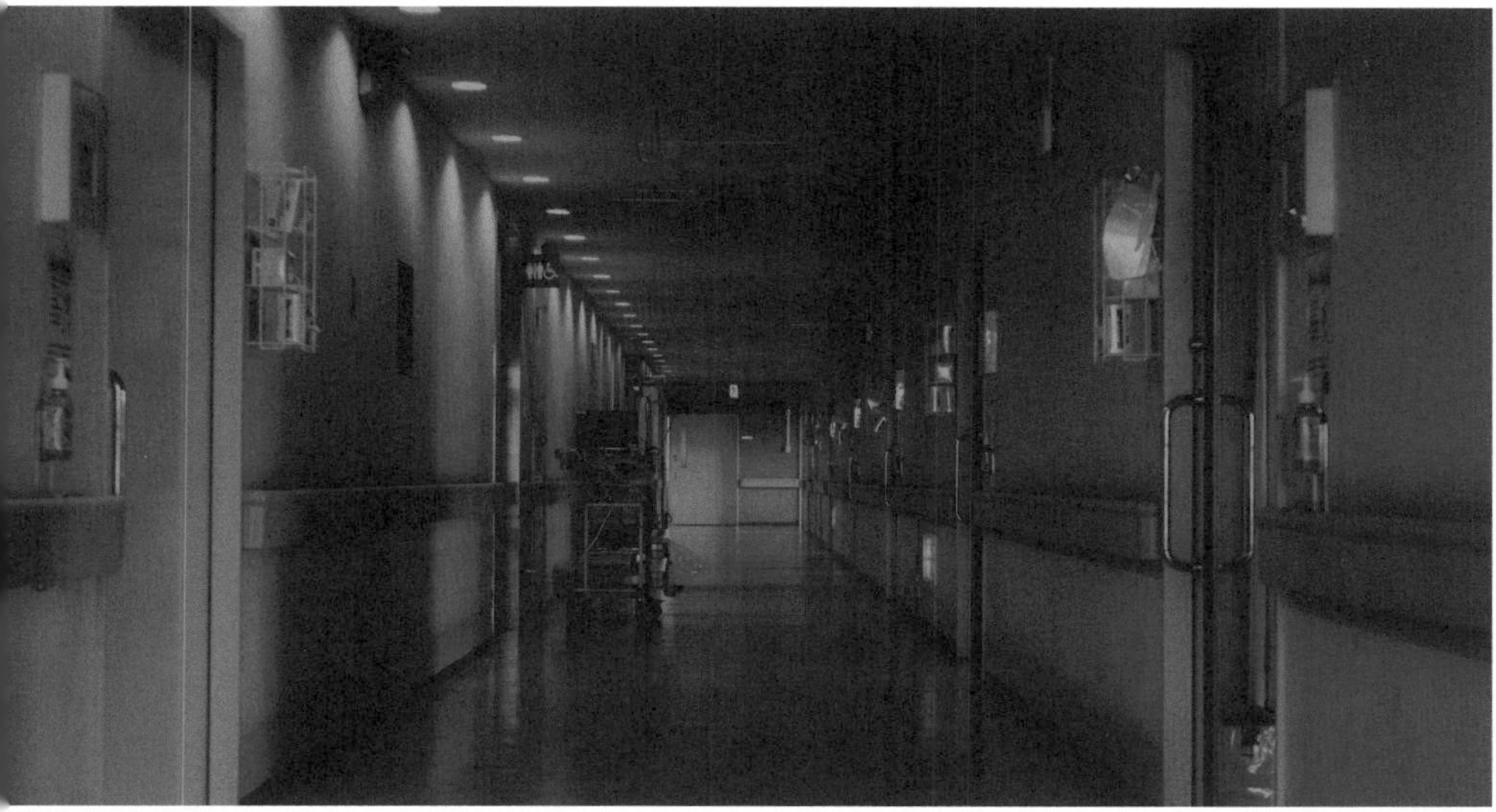

合同出版

■本書を読まれる皆様へ

昨年2020年の「新語・流行語大賞」は「3密」に決定しましたが、他にも「アベノマスク」「アマビエ」「オンライン〇〇」「Go To キャンペーン」など、新型コロナ関連がトップテンの過半数を占める異常事態となりました。

わが国では横浜のクルーズ船に始まった新型コロナ感染ですが、当初は日本の感染者数が欧米に比して少なく、政府の関心事は東京五輪開催などに向けられ、PCR検査数も世界最低水準のままに、Go To トラベルキャンペーンが強行され、冬を目前に悪化した第3波で、北海道や大阪では自衛隊に看護師派遣を要請する事態になるなど、年末には医療崩壊が連日報道されるようになりました。

2021年の4月末には中国や韓国を上回り新型コロナの死者数が国内で1万人を超え、そのうち約80%は去年12月以降に死亡、なんと3カ月で5000人も増加したという深刻な事態が報道されました。大阪などの医療施設では、新型コロナ陽性患者の受け入れが困難となり、自宅で亡くなる人が増加するなど、事実上の「命の選別」を強いられる状況になりました。

私は2002年頃から日本の医師不足と低医療費問題を訴えてきました。2015年に『本当の医療崩壊はこれからやってくる』（洋泉社）を執筆して、これを区切りに医療再生を目指して36年間の外科医生活に別れを告げ、講演や執筆活動に身を投じてきました。日本の医療体制の脆弱性について、さまざまな場所で発言し、必要だと思われる提言をしてきましたが、新型コロナのパンデミックで医療崩壊が現実となってしまったのです。

メディアを含めて多くの国民は新型コロナ感染が医療崩壊の原因と考えていると思いますが、それは1つのきっかけで、日本の医療崩壊は、１９８０年代前半から続く医療費抑制策に起因しているのです。また政府は医療費抑制だけでなく医学部定員を削減してきました。そうした問題が新型コロナ感染で一気に噴出したのです。

一刻も早い新型コロナの収束を願っていますが、１つ心配なことがあります。今回の医療崩壊に学んで、私たちは今後安心できる医療体制を構築できるのかということです。それは、将来も新たな感染症が繰り返し人類を襲うことは確実だからです。

第１章では「コロナ禍の病院で起きたこと」として、重症陽性患者を受け入れた都の感染症専門病院、全国一医師不足の埼玉の地域中核病院、北海道過疎地の市立病院、救急専門診療所からの報告など、今回のコロナ禍で注目を集めた全国医療機関の実態について。

第２章の「コロナ以前から医療崩壊は始まっていた」では、日本の医師の過酷な労働環境について大学の無給医や歯科医師の現場、そして厚労省の医師の働き方改革について。

第３章の「医療を再生するために」では、医療現場で模索されている改善の取り組みを。

第４章の「医療再生のラストチャンス」では、日本の医療崩壊のルーツを振り返り、「公立・公的病院再編統合、都立病院独立行政法人化」までの状況と、日本の医療をどうすべきかについて触れ、全体の解題としました。

幅広い分野を網羅していますので、読者の皆様それぞれの関心が高い部分からご覧頂くのも良いと思います。「医療は命の安全保障」、医療体制の充実を希望するすべての方にお送りしたいと思います。

本田宏（第５波の緊急事態宣言の終わりに）

もくじ

第1章

コロナ禍の病院で起きたこと

01 感染症拡大の突発的事態に対応できない東京都

大利英昭（都庁職病院支部書記長・都立駒込病院看護師）

病床利用率を上げろという病院経営

駒込病院の各病棟のナースステーションには、当日の病床利用率を掲示するボードがあります。そのボードには先月の病床利用率、当日までの平均病床利用率[*1]も記入します。それを見て、常に病床利用率を意識して働きなさいというわけです。病床が利用されていないということは、即病院の収入に響いてくるというのです。

２０１９年の駒込病院の平均病床利用率は74％でした。最近は入院日数が短縮しているので、どこの病院も病床利用率は低下傾向にあり、駒込病院でも同様の現象が起こっていました。ちなみに13年は84・７％でしたから、６年間で10％も病床利用率が低下していました。

新型コロナのパンデミックの只中にある今、重症患者用の病床がひっ迫している

＊１ **平均病床利用率**：病床利用率＝在院患者延数×１００（％）／病床数×３６５

と連日報道されていますが、重症患者用病床の利用率が50%を超えると〈ステージ4〉の危険信号とされています。つまり病床が半分以上空いていないと、患者の急増などの突発的事態に対応できないのです。これから考えると19年の駒込病院の74%の病床利用率は、病床の4分の3が常に埋まっているという事態なのですから、感染症拡大のような突発的事態が生じたら対応できません。

２０１９年の日本の平均病床利用率は80・5%です。つまり日本の病院は、平時から全力疾走の状態で、ちょっとでも何かあったら対応できないギリギリの状況で回っているのです。

医療危機が迫る北海道旭川市と大阪府に自衛隊が看護師を派遣[*2]しました。しかしその数は10人と7人です。東京も含めて日本中で看護師が不足していて、どこも応援を出す余裕はありません。自衛隊内でも17人を派遣することに隊内の医療対応に不都合が生じると異論が出たと報道されています。

人・物・運営が「かんばん方式」になっている

このように、すべてに余裕がないのが日本の病院の実態で、都立病院も例外ではありませんでした。看護師不足は今に始まったことではありません。毎年、年度末に向けて各病院では退職者が相次ぎ、4月の新人就労で何とかその穴を埋めて、新

＊2 自衛隊が看護師派遣：北海道旭川市の旭川厚生病院では２０２０年12月7日までに２３７人の感染が判明し、当時国内では過去最大のクラスター感染となった。市内の他の病院でもクラスターが発生し、旭川市の西川将人市長（当時）は、北海道を通して自衛隊看護師10人の派遣を政府に要請した。

人が夜勤に入ることができるようになる夏以降、ようやく一息つく。こんな自転車操業のような状態を長年続けてきました。20年12月から始まった第3波は、年度末に向けて退職者が増える時期に重なりました。多くの民間病院では経営危機のためボーナスなどをカットし、都立病院も例外ではありません。看護師にしわ寄せをする病院経営では、退職者に歯止めがかからず、看護師不足から医療崩壊が生じかねません。

在庫をなるべく持たない。必要な時に必要な分だけ配達してもらう。こんなトヨタの「かんばん方式」のような調達方法が病院にも持ち込まれています。病院の物資不足は命にかかわります。災害などに備えて備蓄はしていますが、最低限の量で、3日間持ちこたえれば救援が来るという前提で計画されています。

今回のコロナの感染拡大では、日本中が〝被災地〟になりました。どこにも物資の余裕はありません。とりわけ深刻なのはマスクの備蓄でした。駒込病院でも20年3月からマスクの使用制限が始まり、はサージカルマスクが1日2枚。N95[*3]が1日1個という状況が続きました。コロナの患者さんのところから戻ってくると、本来は捨てるはずのN95を紙袋に入れて保管しておきます。N95は肌に当たる部分が汗でじっとりしますが、それをまた着けて、次の患者さんの応対をします。患者さんの所に行くときは個人防護具[*4]（PPE）を着けますが、長袖のガウンはまったく通気性がなく、短時間で汗だくになります。

＊3 N95：米国労働安全衛生研究所のN95規格をクリアし、認可された微粒子用マスクのこと。

＊4 個人防護具（PPE）：医療従事者を感染から守るために、患者の血液、体液、分泌液、排泄物から守るための装備。手袋、ガウン、アイゴーグル、サージカルマスクなどがあり、正しい使い方が求められる。参考：個人防護具とは 京都府立医科大学附属病院（https://www.city.kyoto.lg.jp/hokenfukushi/cmsfiles/contents/0000278/278797/3-1covid19ppe.pdf）

病棟のほぼ全員が出勤停止の事態に

2回目の緊急事態宣言が解除され、県境を越える移動が可能になった2020年の初夏。スタッフの1人が教会で写真だけの結婚式を挙げる計画を立てていました。県境を越える教会なので、病院に事前に報告していたのですが、病院側は直前になって「感染するかもしれないから、帰ってきてから2週間自宅待機をせよ」と言い出しました。

旅行中に感染するかもしれないという危機感が管理者にあったのだと思います。その危機感は理解できますが、旅行の前後にPCR検査[*5]をすればいいだけのことです。都立病院の職員なので2週間の自宅待機を命じるには根拠になる条例が必要で、「根拠を示せ」と言ったところ、夕方には「気をつけて行ってらっしゃい」という朝令暮改の対応でした。科学的な合理的対策ではなく、職員にひたすら我慢を強制することで足りない物資や人員をやりくりする時代遅れの精神主義、無責任は、事なかれ主義を象徴するような出来事でした。

2020年10月、駒込病院でも院内感染が発生[*6]しました。「全室個室だったら」「職員の担当患者数がもっと少なかったら」感染はもっと小規模で封じ込めることができたはずだ。これが経過を聞いた時に真っ先に思い浮かんだことです。大部屋は4人部屋です。だから同室者に感染が広がるのです。受け持ち患者数が多いた

＊5 PCR検査：ウイルスの遺伝子を増幅して発見する検査のこと。通常の状態では少なすぎて検出できないウイルスの遺伝子を見つけ出せるが特別な検査機器が必要で、結果が出るまで時間がかかる。

＊6 駒込病院でも院内感染が発生：都立駒込病院職員の新型コロナウイルス感染について（東京都病院経営本部 https://www.byouin.metro.tokyo.lg.jp/about/houdou/2020/2587_20200805.html）

め、スタッフを感染源として感染が広がるのです。

ケアの必要度の高い患者さんには、夜勤者の全員が協力して対応します。その患者さんが感染していた場合、全員が濃厚接触者になります。感染がわかるまで1週間ほどかかるとなると、その期間に夜勤に入った看護師は全員が濃厚接触者[*7]となり、2週間の出勤停止になります。そうなると病棟のほぼすべての職員が出勤停止になってしまいます。まさに院内感染で病院に起こったことはこのような事態でした。

クラスターを抑え込む方策

深刻なクラスターが発生しているのは介護施設や病院です。クラスターを抑え込むには、大部屋の収容人数を減らし、できれば1人の患者にする。スタッフを増員し、1人当たりの担当患者数をできるかぎり少なくする。この方向に舵を切らなければ、院内感染を小規模な段階で封じ込めることは難しいでしょう。

駒込病院でも1病棟のスタッフがほぼ出勤停止になりましたが、院内の応援態勢で何とか乗り切ることができました。他の病棟からの応援看護師で何とか乗り切れたのは、ベテラン看護師が経験を活かして臨機応変に動いたからです。このようなベテラン看護師の層が確保されていたために、かろうじて事態を切り抜けることができたのです。

＊7 濃厚接触者：新型コロナウイルスに感染していることが確定された人と近距離で接触、あるいは長時間接触し、感染の可能性が相対的に高くなっている人を指す。濃厚接触者かどうかを判断する上で重要な要素は、①距離の近さと②時間の長さ。必要な感染予防策をせずに手で触れること、または対面で互いに手を伸ばしたら届く距離（1m程度以内）で15分以上接触があった場合に濃厚接触者と考えられる。（厚生労働省、新型コロナウイルスに関するQ&A（一般の方向け）https://www.mhlw.go.jp/stf/seisakunitsuite/bunya/kenkou_iryou/dengue_fever_qa_00001.html）より

今、都は都立病院を地方独立行政法人化[*8]して、ベテラン看護師の給与を切り下げようとしています。都立病院の地方独法化は根強い反対運動で何とか押しとどめてきましたが、もし地方独法化されていたら、大阪府のようにベテラン看護師の姿がなく、院内感染を乗り越えられなかったでしょう。現在、大阪で起こっている看護師不足[*9]は、大阪維新の会が府立病院を地方独法化して看護師の労働条件を切り下げたことに起因しています。

都は大阪府の失敗から真摯に学ぶべきです。大阪府は今回、月給50万円で近隣県からコロナ重症者センターで働く看護師を集めました。大阪府が引き抜いた看護師はそれぞれ地域医療を支える貴重な人材だったのです。ＥＣＭＯ[*10]（体外式膜型人工肺）や人工呼吸器を扱える看護師は一朝一夕には育成できません。自らの努力で看護師を育成することをせず、お金の力で近隣から引き抜いてくることが許されるのでしょうか。

緊急事態宣言下で、自宅と病院を往復する日々ですが、病院で働いていると社会のありようが見えてきます。2点だけ触れておきます。

1つ目は、20年の夏頃までは若い人も多数入院していましたが、目に付いたのが、退院しても自宅がない、仕事もないと訴える若年女性たちの存在でした。支援団体を紹介したこともありました。現在は、若い患者さんは基礎疾患がない限り受診さえしてきません。

2つ目は、危ういバランスで暮らしている高齢者がなんと多いかということで

＊8 地方独立行政法人化：行革会議の最終報告で言われていた「実施部門のうち事務・事業の垂直的な減量を推進」するための法律であり、「採算性に乏しく民間に委ねては実施されない恐れがあるものを自治体から切り離し」（同法第2条）別組織（独立行政法人）化されるもの。これによって、経営面での「独立」性を強調し、公的責任よりも効率優先で人件費を切り下げやすくし、また、住民負担を強めやすくするもの。（「地方独立行政法人法」とは　日本自治体労働組合総連合 https://www.jichiroren.jp/policy/gyozaiseisaku/local_iaa/about_local_iaam/）

＊9 大阪の看護師不足：「1人で患者50人の対応も　大阪府、看護師不足が深刻化」（朝日新聞2020年12月2日付）

＊10 ＥＣＭＯ：「人工肺とポンプを用いた体外循環による治療」をＥＣＭＯ（エクモ）と呼ぶ。人工呼吸器や昇圧薬など、通常の治療では救命困難な重症呼吸不全や循環不全のうち、可逆性の病態に適応される。ＥＣＭＯは呼吸と循環に対する究極の対症療法であり、根治療法ではない。通常の治療では直ちに絶命してしまう、または

す。超高齢の夫婦が2人だけでなんとか暮らしているところにコロナが襲い、かろうじて成り立っていた暮らしが破たんしてしまいます。必要なところに、援助の手が差し伸べられていない。これが自民党政権、小池都政の実態です。

その後の状況

2021年5月には、病院に入院できず自宅で亡くなる方が出ている中、政府は病床を削減する法律[*11]を成立させました。コロナ禍で貧困が急拡大しているにもかかわらず75歳以上の医療費窓口負担を2倍に引き上げる法律[*12]も成立させました。信じられない思いです。そして、ワクチン接種は進まず、感染が蔓延する状態からどのように抜け出すのか出口が見えない中、緊急事態宣言下でも開催[*13]は可能だと暴言を吐き、政府・都はオリンピックに向けて一層前のめりになりました。

駒込病院のコロナ入院患者は若干減りつつありましたが、ピークアウトしたとは言えない状況で、今後はどうなるのか予想がつかない、不安な日々を送りました。

そのような中、駒込病院の感染症科医師の1月327時間にも上る超過勤務[*14]の過酷な実態が報じられました。昨年以降、都は一切の増員なしでコロナ医療を行ってきました。そのため一部の職員に過酷な負担がかかっています。それが最も過酷なかたちで表れたのが駒込病院感染症科医師の勤務です。駒込病院

臓器が回復不能な傷害を残すような超重症呼吸・循環不全患者に対し、治癒・回復するまでの間、呼吸と循環の機能を代替する治療法。（ECMO－藤田医科大学麻酔・侵襲制御医学講座 https://fujita-accm.jp/outline/medical_guide/ecmo）

＊11 病床を削減する法律：政府は15日、2025年時点の病院ベッド病床数を115万～119万床と、現在よりも16万～20万床減らす目標を示した。手厚い医療を必要としていない30万～34万人を自宅や介護施設での治療に切り替える。高齢化で増え続ける医療費を抑える狙いだが、実現のめどや受け皿になる介護サービスの整備にはなお課題が残る。（日経新聞2015年6月15日付）

＊12 75歳以上窓口負担：「原則1割となっている75歳以上の医療費の窓口負担を、年収200万円以上の人を対象に2割に引き上げる改正法。急激な負担の増加を抑えるため、引き上げの実施から3年は、1カ月の自己負担の増加額を最大3000円までとする配慮措置が設けられている。

＊13 宣言下でも開催：2021年7月12日、東京都に四度目となる

のコロナ診療に当たる常勤医師は当時４人でした。ところが21年度からは３人に減ってしまっているのです。感染拡大から1年以上たって、人員拡充どころか減少です。都のコロナ対策がいかに戦略を欠き現場任せでしかないことを、感染症科医師の超過勤務問題は明らかにしました。小池都知事肝入りの、１００床のコロナ専門病院は、多摩総合医療センターの別病棟として開設されました。しかし、そこには定数が配置されていらず、各都立・公社病院からの長期にわたる派遣ローテーションで支えているのです。コロナとの闘いは当面続くでしょう。それにもかかわらず、このような一部の職員に過重な負担をかける体制では持続不可能です。

６月には、「看護師の五輪派遣は困ります」という＃（ハッシュタグ）が51万ツイートを超えました。にもかかわらず看護協会は、看護師派遣を行いました。医療ひっ迫が問題になっている時に、地域医療を担う看護師を現場から引き抜くことは倫理的にも許されません。オリンピックに派遣する余裕があったなら、ギリギリの状態で持ちこたえている医療現場や、不安の中で自宅療養を強いられている患者への訪問活動に振り向けるべきです。菅前首相も、小池都知事も、オリンピックさえ開催できれば、マスコミをオリンピックで塗りつくして、人々の気をそらせ、これまでの失政の一切をリセットできると考えていたようです。政治の問題は命の問題です。人の命を粗末

緊急事態宣言が発令された。７月23日開催の東京五輪は、極めて異例となる宣言下で開催されることとなった。

＊14 超過勤務：過労死の労災が認められる目安（複数月の平均で80時間）を大きく上回った。

にする政治を終わらせなければいけません。

第5波は災害でした。その規模や、患者の重症度は、第4波までとは比べものになりませんでした。医療現場では、スタッフ全員が全力疾走して何とか乗り切る嵐のような日が年に数回はあるものです。しかし8月上旬には、年に数回しかないはずの嵐のような日が、連日続いていました。こんな状況が続けばもたないだろうなと思ったことを思い出します。

何とか波を乗り切ったと思ったら。小池都知事が、都立・公社病院独法化の定款を都議会に提出することが明らかになりました。8月以降、都内では44人もの方が自宅で命を落としました。まずそのことに真摯に向き合い、再発を防ぐ手立てを考えるのが都知事の責務です。このまま第6波を迎えたら、また同じことが起こります。政治の問題は、命の問題です。人の命を粗末にする政治を終わらせ、命を大事にする政治への転換が必要です。

02

2020年にコロナ病床を増床して何が起こったか

長原 光（埼玉県済生会栗橋病院院長）

コロナ感染症との試行錯誤の闘い

済生会栗橋病院は埼玉県東部、久喜市にありますが、人口約65万人を有する利根医療圏の地域医療を担っています。公的病院であり、地域医療支援病院、[*1]災害拠点病院[*2]であり、また以前から感染症病床を4床付設している県の指定感染症医療機関[*3]でもあります。そして、「全国一医師不足」と言われている埼玉県の地域中核病院でもあります。

2020年2月11日、ダイヤモンドプリンセス号の陽性患者の受け入れが新型コロナ診療の始まりでした。最初の患者さん以来、2021年10月2日までに入院治療したCOVID-19の患者さんは568人に上っています。当初はまさしく手探りで治療に当たりました。もっとも困ったのは、風評被害を恐れてどの医療機関に患者

＊1 **地域医療支援病院**：地域医療支援病院は、日本において1997年4月の医療法の第3次改正で制度化された医療機関の機能別区分のうちの一つ。目的としては、地域の病院、診療所などを後方支援するという形で医療機関の機能の役割分担と連携を目的に創設された。都道府県知事によって承認される。特定機能病院とは性質が異なっている。二次医療圏当たり一つ以上存在することが望ましいとされている。（厚生労働省「地域医療支援制度の概要」より https://www.mhlw.go.jp/stf/shingi/2r98520000011hx9n-att/2r98520000011hxdc.pdf）

■図①　2020年2月16日以降の週別の入院患者数

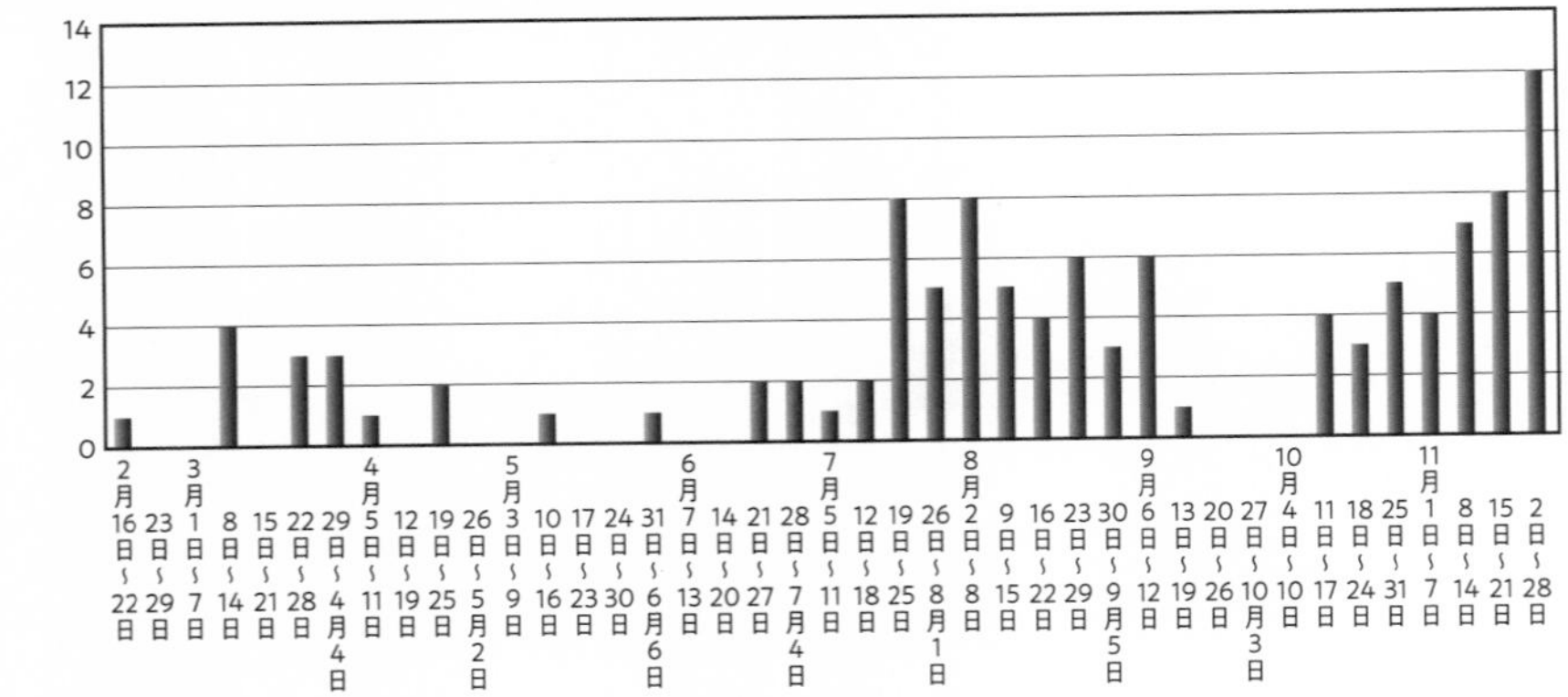

が入院しているのかが公表されず、医療機関の相互で情報の共有や治療方針の議論が出来なかったことです。

２月18日から〈帰国者・接触者外来〉での検査を開始しましたが、従来から結核などの感染症診断にＬＡＭＰ法*4（Loop-mediated isothermal amplification）を導入していましたので、SARS-Cov2遺伝子の増幅法にもすぐに取り掛かることができ、現在まで大きな効果を上げています。

入院患者の治療は全身管理が主ですが、国立国際医療センターが主導するCOVID-19レジストリーに登録し、３月下旬の患者からファビピラビル（製品名アビガン）の使用を開始しました。また、４月上旬からはD-ダイマーの値に応じて経口抗凝固薬であるエドキサバン（製品名リクシアナ）を積極的に使用しています。

＊2 災害拠点病院：１９９６年に当時の厚生省の発令によって定められた「災害時における初期救急医療体制の充実強化を図るための医療機関」で、次のような機能を備えた病院。

①24時間いつでも災害に対する緊急対応が出来、被災地域内の傷病者の受け入れ・搬出が可能な体制を持つ。

②実際に重症傷病者の受け入れ・搬送をヘリコプターなどを使用して行うことができる。

③消防機関（緊急消防援助隊）と連携した医療救護班の派遣体制がある。

④ヘリコプターに同乗する医師を派遣できることに加え、これらをサポートする、十分な医療設備や医療体制、情報収集システムと、ヘリポート、緊急車両、自己完結型で医療チームを派遣できる資器材を備えている。

２０２１年現在、全国各地で７５９を超える病院が指定されている。（災害拠点病院とは - 災害医療 - 独立行政法人 国立病院機構 災害医療センター　https://saigai.hosp.go.jp/disaster/saigaikyoten.html）

＊3 指定感染症医療機関：一般病院で対応するには危険性が高い感染症の患者を収容し治療する特

■図②　2020年2月16日以降の週別の帰国者・接触者　外来受診者数と陽性者数

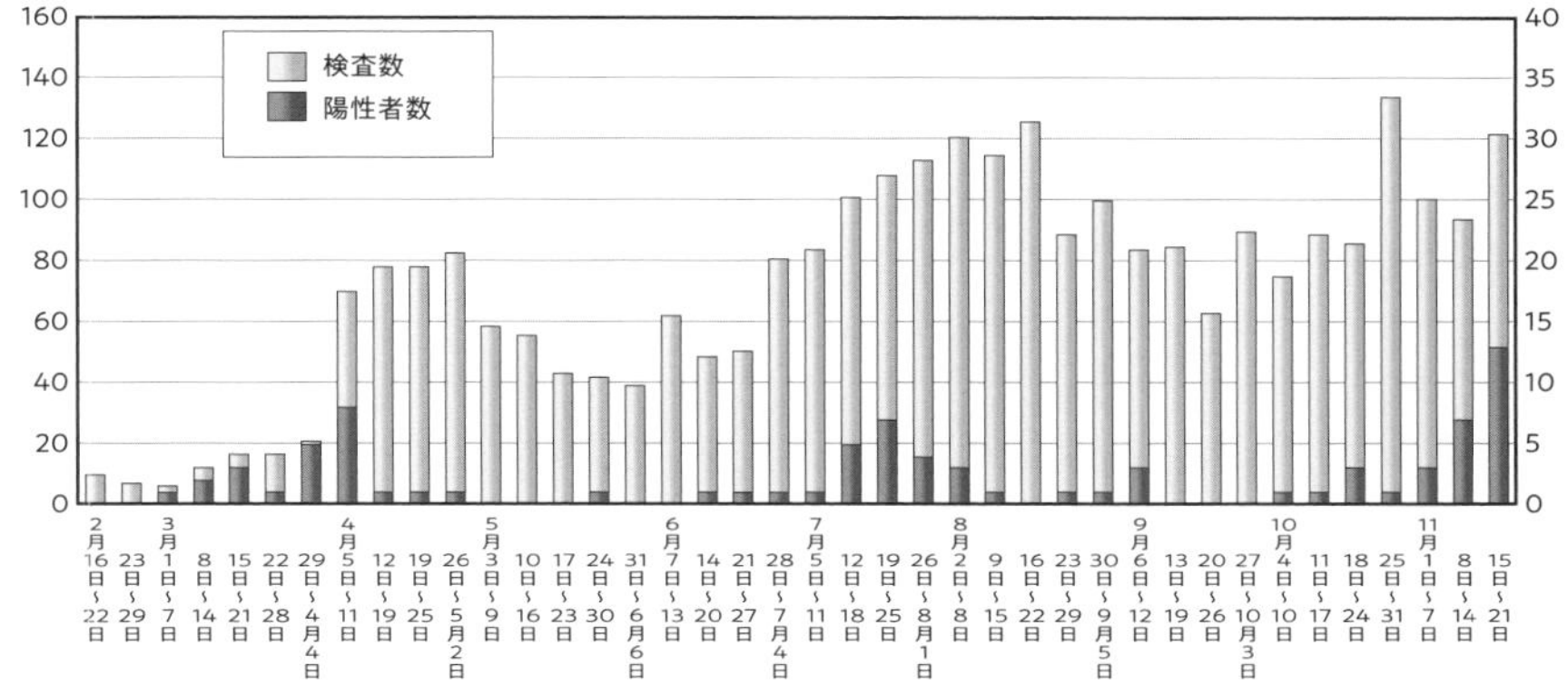

第1波の際、呼吸不全、腎不全を合併した重症患者が入院し、挿管し治療しましたが、他疾患の重症患者に比較して2、3倍のケアが必要となり、スタッフの精神的ストレスも極限に近づきました。後でストレスチェックを実施したところ、「死の危険性を感じた」とか、「辞めたいと思った」などの感想が寄せられました。重症患者を担当している期間は帰宅するのをためらってホテル住まいを余儀なくされたスタッフもいました。パンデミックの真っ最中、世界中すべての医療従事者が同じような状況下、同じ思いでCOVID-19と対峙しているのだと思います。

２０２０年の第1波は当院の入院患者数（図①）、帰国者・接触者外来受診者数（図②）からみても、全国のデータからも、5月下旬頃には収まりつつありましたが、こ

別な医療施設。指定感染症は、感染力や罹患した場合の重篤性などに基づき、危険性が高い順に一類から五類に分類されている。参考：感染症指定医療機関の指定状況　２０２０年２年10月１日現在　厚生労働省（https://www.mhlw.go.jp/bunya/kenkou/kekkaku-kansenshou15/02-02.html）

＊4 LAMP法：新型コロナ核酸増幅検査。PCR法と同じく、検体からRNAを検出する方法だが、PCR法に比べて増幅効果が高く、短時間で検査できるとされている。

の間個人防御具[*5]（PPE）やサージカルマスクなどの品薄には悩まされました。またLAMP法の試薬の供給もほとんど在庫がないくらいに切迫したこともあります。

4月下旬、埼玉県からコロナ専用病床の増床要請がありましたが、この時点では休床病床への補助費が不十分なため、要請を断らざるを得ませんでした。7月に入り、休床補償費が5万2000円に増額されたことや、第2波が始まったことから5階の病棟50床のうち21床をCOVID-19患者専用とし、新たな受け入れのために29床を休床にしました。

さらに、県の想定するPhase4[*6]に備えて、隣接する駐車場に70床の専用病棟を建設しましたが、コロナ専門病床として70床がフル稼働した場合、通常診療を縮小するなどの影響が出ざると得ないと覚悟していました。入院を要する救急患者を受け入れる二次救急医療機関としての機能を果たしながら、ほぼ全科をカバーする総合病院として地域医療を担ってきましたが、この一部を中断もしくは縮小せざるを得ないことは苦渋の決断です。おそらく全国どこの病院でも向き合っている共通の課題です。

医療資源の上でも、また経済的な面でも余裕がない現今の医療体制では、通常診療の維持とCOVID-19の診療の両立の舵取りは大変困難です。看護師はじめ医療スタッフの増員がなければ困難な局面に直面することが避けられません。医師の配置

＊5 個人防御具（PPE）：10ページ参照

＊6 Phase（フェーズ）4：埼玉県が定めた、感染状況に応じた4つのステージ。【フェーズ1】患者の発生が落ち着いている状態、突発的なクラスター等の発生に対応できるよう安全のため140床を設定。【フェーズ2】感染の拡大が起こりそうな状態。ピーク時までの入院患者の推移を踏まえて、600床を設定。【フェーズ3】患者数が大きく増加している状態。ピーク時までの入院患者数の推移を踏まえて、1000床を設定。【フェーズ4】患者数がピークの状態。ピーク時の入院患者数1073人を上回る1643床を設定。（今後の拡大感染に備えた新型コロナウイルス感染症の医療提供体制について埼玉県 https://www.pref.saitama.lg.jp/a0701/covid19/iryoutaisei.html）

は、若手医師の多くが大学からの派遣で、専門領域の研修を目的に勤務をしている状況では、COVID-19診療をこれ以上お願いするのは忍びないというのが偽らざる心境です。

病院経営に及ぼす影響と行政による補助

各種病院アンケート[*7]で示されているように、コロナ感染症の患者を診療している医療機関ほど、受診抑制と自主的な手術の延期などによって、受診料収入などが大幅に減り、赤字が拡大しています。2020年の4月、5月は前年同月比約15％の減収となり、6月以降は回復基調にありますが、上半期終了時点で約10％の収入減少となりました。

新型コロナ感染症の発生以前から、経営的には厳しい状態が常態化しており、19年度は増収でしたが減益で、その主な原因が人件費や医療材料などの固定費の増加でした。20年度は、始まった途端に減収に見舞われましたから、5月の管理運営会議で夏期賞与の1カ月分の削減の決定を余儀なくされました。賞与の削減には全職員の賛同が不可欠で、職員への説明会などの場で、夏期賞与の削減を理解してもらいました。

100年に1回という誰も実体験したことがない未曽有の事態が進行し、全世界

＊7 各種病院アンケート：日本医師会、一般社団法人日本病院会、公益社団法人全日本病院協会、一般社団法人日本医療法人協会、大阪府保険医協会などがアンケートを実施した。

がさらに厳しい状況に陥っています。医療機関として、感染症に無関係でいられませんから、全医療スタッフに理解をしてもらい、当面の状況に全力で対応していくつもりです。

２０２０年４月２日、埼玉県主催の県下の全病院の責任者を招集したコロナ対策会議が開催され、４月下旬から各病院に受け入れ病床の拡充が要請されました。要請があった時点では、入院単価[*8]が補助費を加えても当院の平均を大きく下回ることから、専用病床を作ることは減収に直結すること、担当スタッフの危険手当や万一スタッフが感染したときの補償や保険の手当などが整備されていないことなどから、増床の要請を即座に受け入れることは困難でした。

７月に第２波が明らかになった時点以降、休床補償[*9]は漸次増額され、２０２１年９月現在、１ベッド当たり７万１千円になっていて、この施策は病院にとっては、経営的には干天の慈雨で、このお陰で夏期の賞与で減額した分の一部を冬期の賞与として職員に支給することが出来ました。経済的な支えがあれば、職員のモチベーションも保てる可能性があります。コロナ感染症に対応すればするほど、病院経営が赤字になり、スタッフがそのしわ寄せを背負わざるを得ない、その結果すべての医療スタッフが疲弊して、現場から離反する、その結果、コロナ感染症患者も他の疾患の患者の命が守れなくなるという負のループをどうしても回避しなければなりません。

＊8 入院単価：患者１人１日の入院時にかかる医療費のこと。入院患者（大人か子どもか）や診療の内容、時期（お盆や年末年始、夏か冬かなど）によっても変わる。

＊9 休床補償：新型コロナウイルス感染者患者の迅速な受け入れ体制を確保するため、感染患者に対応するため重点医療機関として病床を整備した医療機関に対し、患者を受け入れていない空床確保料として、相当額を補助するもの（厚生労働省、新型コロナウイルス感染症重点医療機関及び新型コロナウイルス感染症疑い患者受入協力医療機関について　https://www.mhlw.go.jp/content/000650008.pdf）

今後、コロナ感染の状況がどのように推移するか予測できませんが、各医療機関が通常診療でのパフォーマンスを低下させることなく、赤字を最小限に食い止める対策を実行するにしても、政府によって必要にして十分な支援策が行われることが必須の課題になっています。

ポストコロナの時代に際して

コロナが終息しても、このコロナ禍で明らかになり、今後も継続していくと思われる2つの変化を指摘しておきたいと思います。

1つ目は、フリーアクセス[*10]によって受診していた患者さんの受診行動が変化する可能性です。具合が悪くなっても、病院に行かずに自然に良くなるという経験値が増えれば、外来受診が減ってくることが予測されます。そして受診の機会が遅れて重要な疾患を見逃す危険性が高まります。患者さんにとっても、医療機関にとっても厳しい状況に直面することになるでしょう。

2つ目は、リモート診療[*11]が拡大するとすれば、通院の負担が減る患者さんが多くなる可能性があります。高齢の患者さんにリモート診療の利便が行きわたればよいのですが、高齢者がICT（情報通信技術）にはなかなかなじめない可能性もあります。今後、リモート診療を普及するための工夫が必要になってくると考えてい

＊10 フリーアクセス：患者が自由に受診医療機関を選べる制度。

＊11 リモート診療：情報通信技術の進展に伴い、情報通信機器を用いて行う診療のこと（厚労省、オンライン診療に関するホームページ https://www.mhlw.go.jp/stf/seisakunitsuite/bunya/kenkou_iryou/iryou/rinsyo/index_00010.html）

ます。

その後の状況

２０２１年８月から始まった第５波では、埼玉県から要請される患者さんはほとんどすべてが重症者もしくはその予備軍であり、一時は人工呼吸器管理の患者さんが４名、ネーザル・ハイ・フロー[*12]装着者が３名というように重症患者さんの治療が中心となりました。これら重症者は救急医学科の医師が担当しましたが、一時は疲労困憊の極みとなりました。

さらに、超重症患者さんの対応も想定しＥＣＭＯの導入に踏み切りましたが、看護師はじめ、スタッフはコロナ診療を始めた時とは打って変わって、挿管や人工吸気管理など自信に満ちて診療に当たっています。またＥＣＭＯ治療においてもＭＥ（臨床工学技士）ともども、24時間体制で管理を行っています。コロナ診療を通して医療レベル、スキル、精神的な部分いずれも格段にレベルアップしたと考えています。

＊12 **ネーザル・ハイ・フロー**：鼻から高流量の酸素を入れる装置。人工呼吸器より患者の負担が軽いとされている。

03 過疎地域で307床の市立病院だったが……

長島 仁（士別市病院事業管理者、士別市立病院院長）

「身の丈に合った医療の提供」を基本方針にして

士別市立病院は札幌の北東約190キロに位置し、北海道上川北部1市3町を医療圏として、28年前の93年までは307床を有していました（当時の人口約4万人）。ピーク時の2002年には常勤医師28人体制で、急性期診療を中心に年間外来患者25万6290人（1042人／日）、入院患者9万1899人（252人／日）に医療を提供してきました。

しかし、過疎化、少子・高齢化の影響を大きく受け、現在の人口はほぼ1万7900人と半減しています。2004年度に始まった〈新医師臨床研修制度〉[*1]を契機に常勤医師が3分の1に激減（現在9人）し、現在の医療提供は外来約10万人、入院約4万1000人と最盛期の半分以下に減少しています（図①）。

＊1 **新医師臨床研修制度**：2004年4月から、医師が将来専門とする分野にかかわらず、基本的な診療力を身に付けることができるよう必修化された医師の臨床研修制度。本制度導入後、大学病院が地域医療機関から医師の引き上げを実施し、医師不足問題が一気に顕在化した。（厚労省、医師臨床研修制度のホームページ https://www.mhlw.go.jp/stf/seisakunitsuite/bunya/kenkou_iryou/iryou/rinsyo/index.html）

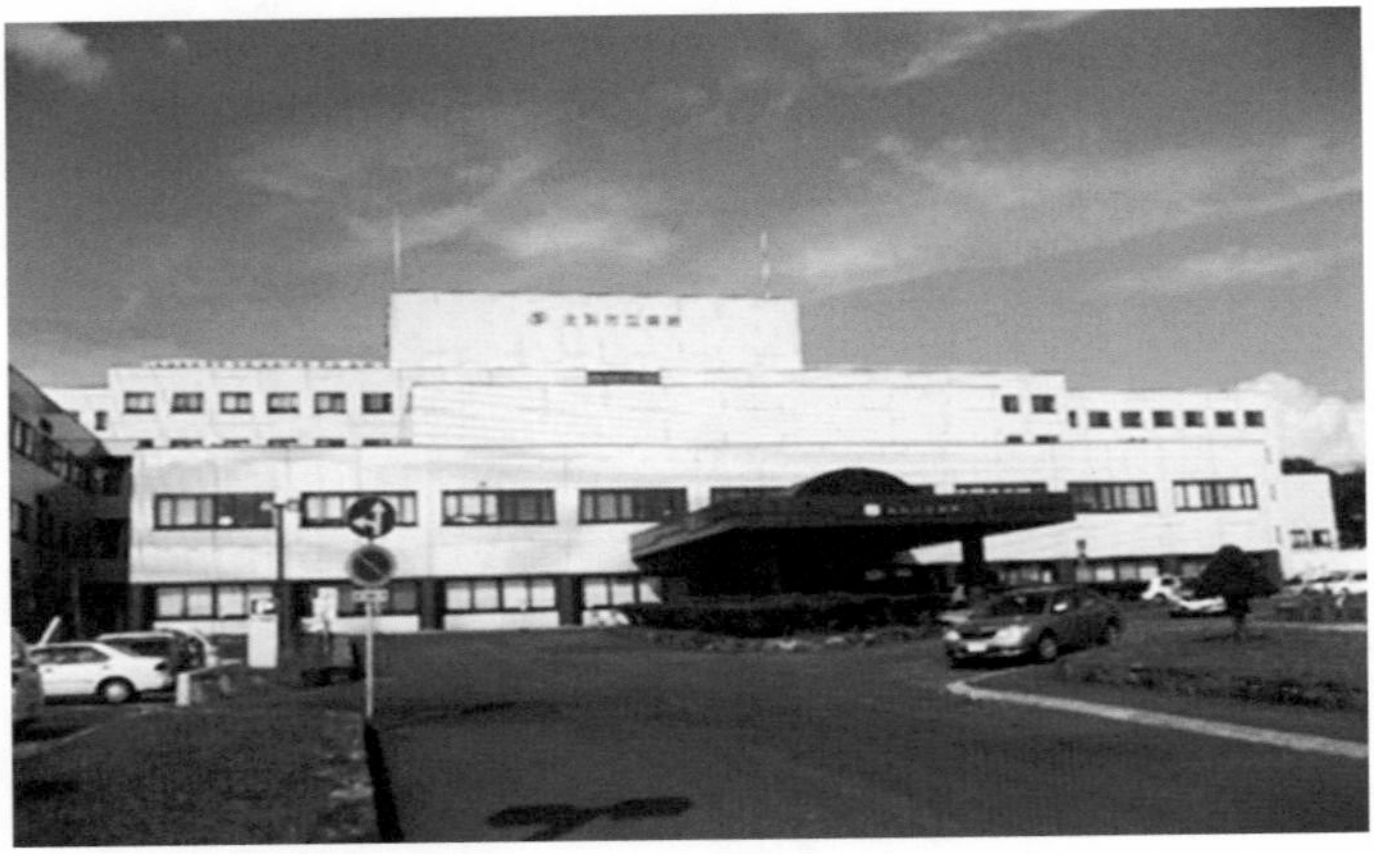

士別市立病院全景

こうした状況に対応して、従来の急性期[*2]4病棟体制から「身の丈に合った医療の提供、地域の医療需要に応じて高齢者が長期間入院できる病院づくり」への移行を経営の基本方針に据えて、急性期1病棟（60床）、療養病棟[*3]2病棟（88床）に変えて運営しています。

今回、原稿執筆の依頼があり、企画・趣旨に賛同しお引き受けしたのですが、実は何回目かの書き直しをしています。

2020年2月、北海道が全国に先駆けて第1波を迎えた時点で、当然コロナ感染に対する危機感は持っていましたが、当初はいわゆる「札幌すすきの」の問題だろうとの認識がありました。

執筆依頼があった2020年10月以降、全国のコロナ感染の勢いが止まらず、連日「○○県で過去最高の感染者・死亡者が

＊2 急性期病院：緊急、あるいは重症患者を中心に、入院・手術などの高度医療を24時間体制で行う病院。

＊3 療養病棟：2001年の医療法改正により、「主として長期にわたり療養を必要とする患者を入院させるための病床」として位置付けられた病床。

■図① 士別市立病院の入退院患者数

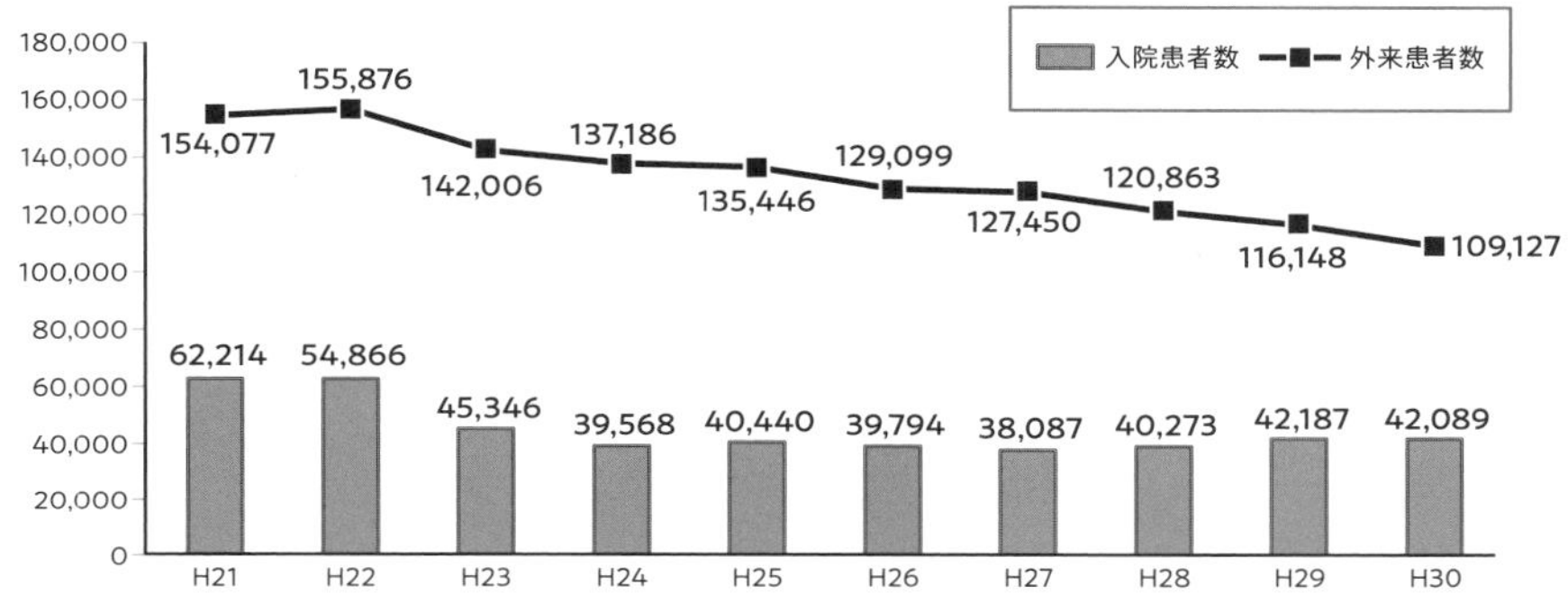

出ました」などの報道がなされ、ついに2020年11月、北海道第2の都市旭川市の基幹病院で、全国最大規模のクラスター[4]が発生してしまったのです。

士別市立病院がある道北地域には、北から稚内市立病院、名寄市立総合病院、旭川市の5つの基幹病院、計7つの病院が厚生労働省から「コロナ感染症重点医療機関」[5]に指定されました。その際、士別市立病院は「受け入れ協力機関[6]」の指定を受け、地域で感染者が蔓延し「重点医療機関」が受け入れ不可の事態になったら「6床」に感染患者を受け入れるよう要請されました。

2021年5月現在、コロナ感染患者の受け入れはありませんが、疑いのある患者延べ10人を受け入れました。

＊4 全国最大規模のクラスター：救急患者も受け入れている旭川市の基幹病院で、28人の感染が確認された。当面の間、新規患者や救急患者の受け入れを停止した。（「旭川、過去最多の40人感染」朝日新聞、2020年11月23日付）

＊5 コロナ感染症重点医療機関：新型コロナ感染症患者専用の病院や病棟を設定する医療機関。

＊6 受け入れ協力機関：新型コロナウイルス感染症が疑われる患者専用の個室を設定し、疑いのある患者を受け入れる医療機関。

過疎地域の苦悩

士別市は北海道で3番目に広い行政面積があり、医療圏の面積では2000㎢を超え、東京都や神奈川県に匹敵する面積ですが、人口はおよそ1/700に過ぎません。しかし、いくら人口が少ないといっても、この広い面積の救急搬送を1つの消防機関、診断・治療・入院を1つの病院で担っているのです。士別市は超高齢者[*7]が多く（高齢化率40%）、肺炎、心不全、軽度の脳梗塞、圧迫骨折など、年間1000件台の救急搬送患者を受け入れています。

このような状況に対応するため、約20㎞先にある名寄市立総合病院と「地域医療連携推進法人」[*8]を設立して連携を深め、脳血管疾患の場合は救急隊の判断で直接、名寄市立総合病院に搬送してもらう他、多くの急性期の患者を引き受けてもらっています。この「地域医療連携推進法人」の設立は、北海道では初めてのケースです。

*7 **超高齢者**：90歳以上の高齢者。65～74歳は准高齢者、准高齢期(pre-old) 75～89歳は高齢者、高齢期(old) 90歳～は超高齢者、超高齢期(oldest-old, super-old)（日本老年学会）

*8 **地域医療連携推進法人**：地域において良質かつ適切な医療を効率的に提供するため、病院などに関わる業務の連携を推進するための方針（医療連携推進方針）を定め、医療連携推進業務を行う一般社団法人を都道府県知事が認定（医療連携推進認定）する制度（厚労省　地域医療連携推進法人制度について https://www.mhlw.go.jp/stf/seisakunitsuite/bunya/0000177753.html）

大都市とは違う医療崩壊の様相

2020年12月、基幹病院の旭川厚生病院での感染者受け入れが290名、88名の入院患者を記録し、新規入院や外来診療を制限する状況になりました。旭川赤十字病院でも手術室スタッフ1名が感染し、20名ほどのスタッフが濃厚接触者になっ

■表①　士別市立病院宿日直担当医（2021 年 10 月現在）

	月	火	水	木	金	土	日
救急外来	出張医	出張医	常勤医	出張医	出張医 常勤医	出張医	出張医
病棟管理	常勤医	出張医	常勤医	常勤医	出張医 常勤医	出張医	出張医 常勤医

てしまうという事態が発生し、手術や分娩が延期になってしまいました。

北海道第2の都市の基幹病院でも、こうした事態は避けられないのです。では、私たちのような過疎の小規模病院で、コロナ感染症患者の入院を受けるとなるとどういう事態が起こるのでしょうか？　これまで、院内の会議で何度もシミュレーションを行ってきましたが、仮に感染患者（疑い含む）を受け入れる場合には、「一般の入院患者を減らす」か「外来を閉鎖する」などの対応が必要になり、いわゆるクラスターが発生しなくても、医療崩壊が簡単に起こり得るのです。

私たちの病院の所属医師9名の平均年齢は60歳、当直が出来る医師は3名、当直の体制は大学病院や名寄市立総合病院から出張してもらい（表①）、何とか24時間救急体制を維持している状況です。もし大学病院でクラスターが起きたり、入院患者に感染者が出た場合、当直体制が組めなくなり、年間1000件の救急車の受け入れが不可能になってしまいます。士別市で救急対応できる病院は当院しかなく、医療圏から緊急搬送が可能な病院がなくなってしまうのです。

名寄市立総合病院を設立して連携を深めているからといって、コロナ患者の受け入れを行っている名寄・旭川の病院にすべての救急患者を搬送することはできません。

もともと、北海道の過疎地域にある病院は、医師、医療スタッフともギリギリで余裕がなく、コロナ感染のような事態になると、地域の医療を担いきれないのです。国の〈地域医療構想[*9]〉〈病床削減計画〉の大号令に従い、私たちの病院も急性期医療を縮小し、慢性期・回復期中心にした経営方針に方向転換を図り、看護スタッフの適正配置に努めてきたからです。

全国の公的、民間問わず、どこの病院も経営状況が厳しくスタッフに余裕のある病院などありませんが、過疎地域の医療体制は病院関係者以外の方々が想像しているよりもっともっと脆弱なのです。誤解を恐れずに言えば、コロナ感染者１名を受け入れるために多くの高齢者の受診と入院を拒絶し、治療を放棄することになりかねないのです。

＊9 **地域医療構想**：人口減少・高齢化に伴う医療ニーズの質・量の変化や労働力人口の減少をみすえ、質の高い医療を効率的に提供する体制を構築するために、医療機関の機能分化・連携を進めていこうとする構想（厚生労働省　https://www.mhlw.go.jp/stf/seisakunitsuite/bunya/0000080850.html）。実際には、「病床を減らすための政策」として位置づけられている。

国の保健・医療行政への疑問

国は人口減少や行政改革を理由にして、全国の保健所を１９９４年から２０２０

■図②　北海道北部の、厚生労働省が再編・統合の議論が必要として実名を公表した公立・公的病院

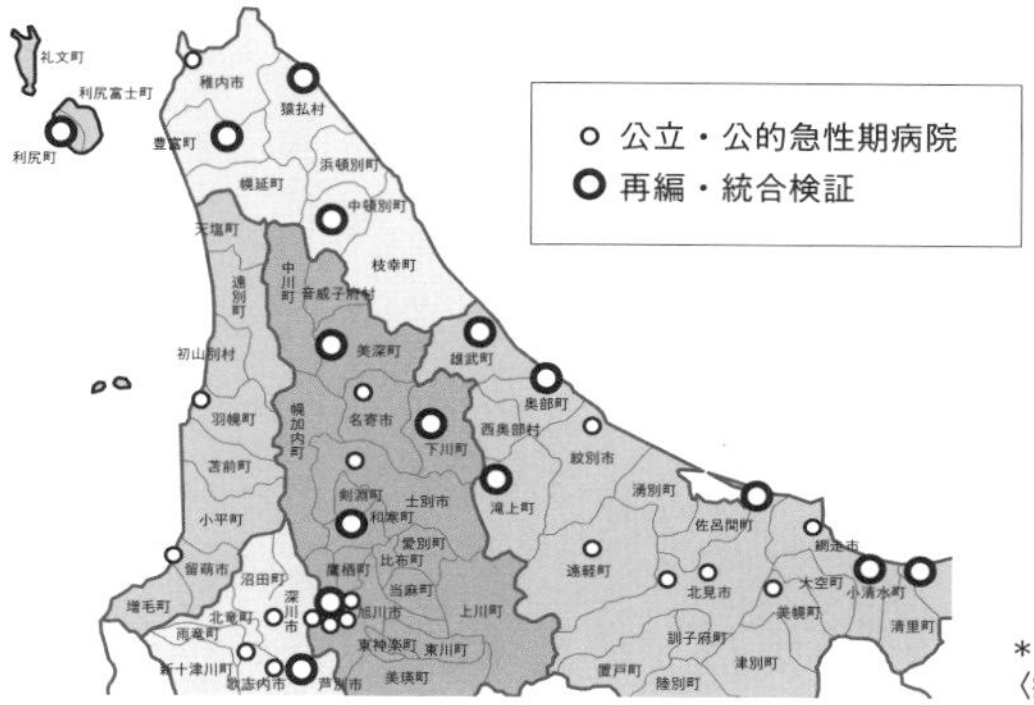

＊2019年の厚生労働省による〈病床再編計画〉をもとに作成

年の26年の間に８４７カ所から４６９カ所と半減させています。

北海道は道庁の管轄下に14の総合振興局があり、その中に30カ所の保健所があります。本州の場合は各県の直轄下に約10カ所の保健所があり（東京都では31カ所）、感染の状況によっては隣県との調整なども行っているようですが、北海道は広いために保健所間の調整にも時間がかかります。私たちの病院がある上川北部は、南北１４０㎞に及びほぼ福井県の面積（全国34位）に匹敵しますが、保健所は１カ所しかありません（同じ面積の福井県には７カ所の保健所があります）。

交通事情の良い都会では１４０㎞でもあっという間でしょうが、士別市の場合、20㎞離れた名寄市立総合病院に行くにも、午前中は３本の列車しかないのです。

２０１９年９月、厚労省の〈病床再編計画〉が示されましたが、旭川以北の病院はほとんどが再編対象になっています（図②）。なんと、現在、基幹病院として多くのコロナ感染者を受け入れている旭川市立病院も再編の対象になっているのです。

２０２５年以降の人口減少社会を見越して、医療機能の集約・再編は大変重要だと理解はしていますが、急性心筋梗塞・脳血管疾患・悪性腫瘍などの高度な医療提供だけを重要視している感が否めません。高齢者の心不全、肺炎などはどうでもよいのでしょうか？

私たちの病院でも人工透析が必要な患者が70名ほどいて、月曜から土曜まで午前と午後の二部透析で命を繋いでいます。名寄や旭川に数日おきに透析に通うのは大変に困難です（通院が可能だとしても、名寄や旭川にはいつでも受け入れられる人工透析の空床はありません）。

常勤医の確保のため免許取得後15年以内の医師に、就労時に５００万円の支度金を支給する制度を作りましたが、残念ながら未だに問い合わせもありません。田舎に医師は来ないのです。

このまま常勤医が見つからなければ、国の働き方改革[*10]が実行される２０２４年、現在の医師の体制だと夜間・休日の救急診療体制の維持が不可能になってしまいます。国民の皆さんに理解していただきたいのは、都会ではコロナ禍で「医療体制逼

＊10 **国の働き方改革**：多様な働き方を選択できる社会へ向けた「働き方改革関連法」（２０１９年施行）。医師の勤務環境改善には長期的な見通しが必要となるため、５年間の猶予が与えられ、２０２４年の施行と先延ばしになっている。

迫」が警鐘乱打されていますが、過疎地域ではコロナ禍に関係なく、「医療崩壊」の瀬戸際に立たされているのです。

実際、２０２０年の12月には、旭川の基幹病院が入院制限の措置をとったため、入院患者が基準を超えそうな状況になり、看護師が１人でも休むと配置基準オーバーという「医療崩壊」寸前の状況でした。

その後の状況

２０２０年の１月末に北海道で新型コロナの感染者が初めて確認されて以来、年末に感染者が急増、その後２０２１年１月にはいったん減少の兆しが見えたもののゴールデン・ウィークを境に再び急増し、遂に５月13日には北海道で過去最多の７１２人（うち札幌市４９９名）の感染が確認され全道各地に広がりを見せました。

この状況から当初予定されていた札幌を中心とした「まん延防止等重点措置」[*11]を５月16日から全道を対象とした「緊急事態宣言」[*12]に急遽変更するなど国の対策も混乱を見せていました。

先に申し上げた通り、当院は「受け入れ協力機関」[*13]ですので、市内の感染者は「重点医療機関」である隣市の名寄市立総合病院に入院となっていましたが（現在まで33名入院）全道的な感染拡大に伴い、５月17日から当院も病床を拡大す

＊11 まん延防止等重点措置：新型コロナウイルス対策の改正特別措置法で新設された。緊急事態宣言が出されていなくても、集中的な対策を可能にするもの。

＊12 緊急事態宣言：新型コロナウイルスの感染拡大を防ぐため、改正新型インフルエンザ対策特別措置法に基づいて政府対策本部長である首相が出す宣言。発令する場合は対象地域や機関の指定、国会への報告を義務づけている。宣言がなくても都道府県知事は外出の自粛や休業を要請できるが、宣言が出た場合は対象地域の知事は明確な法的根拠を持って住民に要請できる。

＊13 受け入れ協力機関：27ページ参照。

るよう北海道から要請を受けました。この要請文は私にとっては戦時中の「赤紙（召集令状）」を受けたような心境でした（実際に受けたことはありませんが）。

当院が感染者を受け入れるためには看護師の配置状況から一般の入院患者を大幅に制限する必要がありますが、高齢者に多い肺炎・心不全・末期がんなどの患者を引き受けてくれる病院が近くにないのです。結果としてコロナ患者を1人受け入れるだけで、通常の入院を断ることになり、さらに救急患者への対応が厳しい状況になります。まさに「命の選択」が起こり得るのです。

また、国は7月末までに高齢者へのワクチン接種[*14]を完了するよう求めてきました。この厳しい状況を乗り切る対策としては現段階では正しいと理解しているのですが、ワクチン配布量[*15]が明らかになっていない状況では接種の日程も組むことが出来ませんでした。

士別市も当初は10月頃でないと高齢者への接種が終わらない計画でしたが、総理大臣の「なんとしても7月末までに」との命令を受けましたので、当院の常勤医に平日だけでなく土・日にも協力を要請したところ、全医師が緊急時の対応ということで快く引き受けてくれたほか、開業医、名寄市の協力もあり、何とか期限までに完了する見込みがつきました。

ただし、通常業務、当直・当番に加え休日のワクチン接種となると大変な負担となります。高齢者への接種が終わったあとの一般住民への対応となると皆

＊14 7月末までに高齢者へのワクチン接種：政府は7月末までに希望する高齢者への接種完了、10～11月に希望する国民の接種完了を目指していた。

＊15 ワクチン配布量：ワクチン供給の時期や量に関する国からの情報が乏しく、接種方法や時期、人員などについて見通しを立てるのが難しかった。

疲弊してしまうのでないかと心配しています。

「医療崩壊」「医療逼迫」と連日報道されていますが、田舎の小規模病院はすでに「壊滅」しているかもしれません。コロナ感染を機に日本の医療体制が正常な方向に向かうことを心から願っています。

04

コロナ禍の救急医療

上原 淳（川越救急クリニック院長）

それはダイヤモンド・プリンセス号から始まった

２０２０年２月上旬、横浜港に入港したチャータークルーズ船、ダイヤモンド・プリンセス号船内で、初めて日本人の SARS-Cov-2 ウイルス感染が発見されました。途中下船した感染者からの伝染でした。搭乗していた船員１０６８人、乗客２６４５人の計３７１３人のうち、４月15日までに確定症例７１２例が確認され、少なくとも14例の死亡が確認されました（致命率２・０％）。[*1] また、その他に検疫官や船会社の医師ら外部から対策に入った９人の感染も確認されました。[*1・*2] 船内でのパンデミックは、多くの人を震え上がらせました。

同じ年の１月、都内の屋形船で行われた新年会参加者に集団感染が広まっていることが判明し、その後はあれよあれよという間に、全国に感染者が増加していきま

＊１ 厚生労働省　クルーズ船「ダイヤモンド・プリンセス」への対応等について：https：//www.mhlw.go.jp/stf/seisakunitsuite/bunya/0000164708_00001_old.html#cruise
（閲覧２０２１年10月16日）

＊２ 厚生労働省, 新型コロナウイルス感染者について（情報提供）：https://www.mhlw.go.jp/stf/newpage_09858.html
（閲覧２０２１年10月16日）

した。

2月には災害派遣医療チーム（Disaster Medical Assistance Team：DMAT）がダイヤモンド・プリンセス号に派遣され、新型コロナウイルス感染症に罹患している患者を船内で診察し、感染症指定医療機関に搬送しました。

救急医療の現場に起こったこと

そのような中、医療機関の現場にも様々な影響が出始めました。まず、罹患患者の増加と重症化に伴って、集中治療室がどんどん埋まっていってしまいました。その結果、一般傷病で重症・緊急度の高い患者を受け入れられない施設が出てきました。特に人工呼吸器やECMO（体外式膜型人工肺）を使用せざるを得ないような、呼吸困難を来すような重症コロナ患者を受け入れた施設では、医療スタッフや必要な機材の多くをコロナの対応に振り分けたため、一般救急患者の受け入れを制限せざるを得ない状況になりました[*3]。

また、3月末に台東区の永寿総合病院で入院患者と病院職員計29名の集団感染が起き、その後も数カ所の医療機関でクラスターが出現し始め、初期救急や2次救急医療機関で、発熱や呼吸器症状を呈する患者の救急受け入れを断るところが出てきました。しかし、この頃のクラスター出現はまだ局所的な発生であり、和歌山県の

＊3：忽那賢志「新型コロナによる医療崩壊で何が起こるのか」https://news.yahoo.co.jp/byline/kutsunasatoshi/20201121-00208818/

済生会有田病院でのクラスターでは、他の医療施設や県外からの応援によって対応が可能となりました。

4月にはマスクを始めとして個人防御具[*4]（PPE）の不足が顕著になり、救急医療機関でも入手が困難になって、次第に今まで通りの救急医療を続行することが不可能な状況になっていきました。

この頃、新型コロナのPCR検査は保健所が一手に引き受けており、手一杯な状態でした。医師が「コロナの可能性が高い」と思った患者でも、〈武漢〉や〈屋形船〉などといったキーワードに適合しない患者には、PCR検査を実施出来ない状況が生まれました。さらに、PCR検査が広く実施されなかったため、無症状の感染者が自覚症状がないまま市中で行動し、市中感染を広めた可能性が否定できません。

私のクリニックでも、肺炎症状を呈した患者を診察しましたが、テーマパークの従業員で、3日前に中国からのツアー客を5時間案内したということでした。CTで肺炎を発症していることを確認し、保健所にPCR検査依頼の電話をしましたが、「キーワードが該当しない」という理由で検査は受け付けてもらえませんでした。

4月中旬頃からようやく民間医療機関、検査機関でのPCR検査態勢が整い始め、行政から医療機関に個人防御具の配布も行われ始め、緊急事態宣言の発出に

＊4 個人防御具（PPE）：10ページ参照

よって人の移動が抑えられた結果、５月になって新規感染者の減少とともに、少しずつ救急受け入れの体制が整うようになってきました。

それでもＰＣＲ検査ができない医療機関では、発熱や咳嗽《がいそう》患者を断る傾向が続いていたのです。

救急搬送件数が全国的に減少する

医療機関を受診する患者側の意識にも変化が見られて、２０２０年の春先から救急搬送件数が全国的に減少しました。

東京消防庁の速報値（20年12月17日）では、20年の救急出動数累計が前年の19年より９万８９４３件も減少しています[*5]。千葉市でも出動件数（20年11月まで）が前年より５４４３件減少[*6]、京都市でも前年度より１万０５６５件も減少しています[*7]。

私の実感としても、軽症での救急要請が減少した印象があります。コロナ感染によって、本当に必要な人しか救急車を要請しないという、まさに行政や救急医らが望んでいた状況が出現したのです。皮肉な結果と言わざるを得ません。

同様に、ＥＲ（救急救命）外来を受診する患者数も、一部の医療機関を除き減少しています。やはり軽症の方が受診を控えた結果でしょう。

救急医療体制は、３月から４月頃の第１波の際は集中治療室など重症患者に対する

＊５ 東京消防庁 ＨＰ 災害・救急情報：https://www.tfd.metro.tokyo.lg.jp/saigai/nikkan.htm（令和３年10月15日更新）

＊６ 千葉市 ＨＰ 火災・救急統計：https://www.city.chiba.jp/shobo/somu/somu/documents/toukei02qq.pdf（閲覧時最終更新11月13日）

＊７ 京都市 ＨＰ 令和３年中 火災・救急発生状況：https://www.city.kyoto.lg.jp/shobo/page/0000113172.html（令和３年10月16日現在）

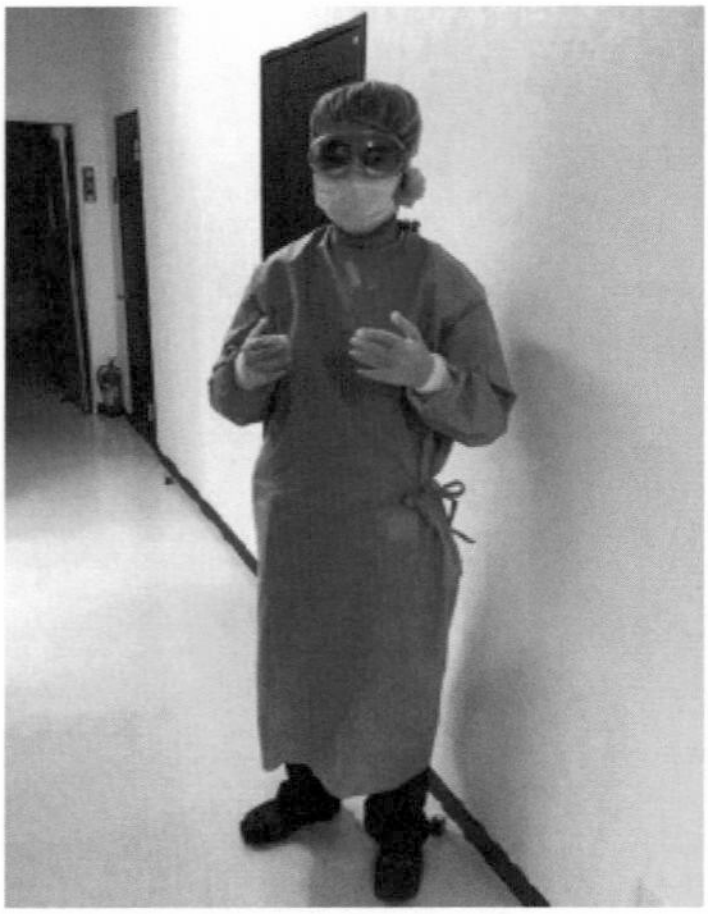

■写真①　この格好で診察・検査・処方等に対応しなければならない。１人の患者に対応したら汗まみれであるが、後から後から発熱患者がやってきた＝筆者撮影

医療がやや逼迫気味になって、循環器や呼吸器の救急患者を受け入れにくくなり、コロナ感染者が重症ベッドを利用しているために、一般救急患者の受け入れができなくなったりしました。また、院内クラスターが発生してしまい、救急受け入れをストップせざるを得なかった病院もありました。

全体的に見ると、初期から２次の軽症・中等症の患者を扱う医療機関では個人防御具などの不足や院内感染防御の観点から、一方、２次救急から３次救急のやや重症患者を扱う医療機関ではベッドや機械の不足などの問題から、受け入れが滞っていたように思えます。

いったん落ち着いたように見えた感染状況ですが、５月に緊急事態宣言が解除されると、７月末から徐々に感染者が増加して、８月には第１波と同じレベルで感染者数が増加しました。「第２波到来」というワードが飛び交いましたが、救急の現場では３月以降、気の抜けない状況が継続していました。

新型コロナ感染症では特徴的な症状が出にくく、救急搬送されてくる、あるいは救急外来を受診するすべての患者に対して、いったんはコロナ感染症を疑わねばなりません。そのため救急受け入れに従事する医師や看護師は常に個人防御具を装着し、感染防御を怠ることが出来ません（写真①）。コロナに対応している医療従事者のストレスはどんどん蓄積しています。幸いなことに第２波では若年者が感染の中心となり、高齢者の感染が抑えられていたため、ベッド状況はさほど逼迫しませんでした。

「Go Toトラベル」「Go To Eat」キャンペーン以降

２０２０年１０月、第２波も沈静化しかけてきたタイミングで、それまで除外されていた東京発着のGo Toトラベルキャンペーン、農水省主導のGo To Eatキャンペーンがスタートし、「経済」を金科玉条に掲げ、人の流れを促進する政策を導入しました。

11月以降、ふたたび感染者数が増加し、高齢者にも感染は広がり、12月時点では全国で１日３０００人を超える新規患者が発生し始め、重症者数、志望者数も増加の一途をたどっていました。重症者用ベッドがどんどん埋まっていく状況が起こり、次第に医療崩壊という状態を呈していました。旭川市ではコロナ基幹病院でクラスターが相次ぎました。

第１波の際のクラスターでは、近隣の協力で局所的発生で済みましたが、第３波

■図① 東京ルールによる救急医療の搬送件数

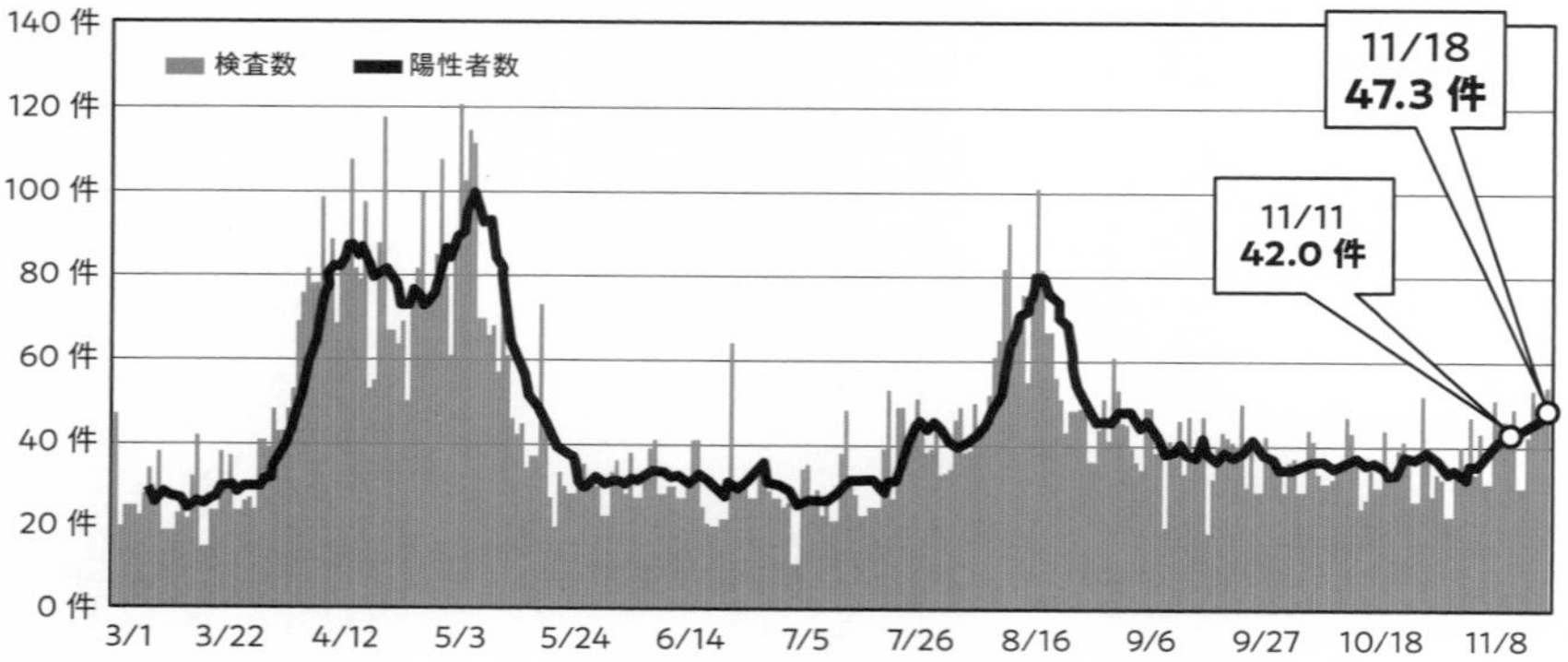

＊第20回東京都新型コロナウイルス感染症モニタリング会議資料より

ではクラスターが数カ所で同時発生し、面の広がりになってしまうと、隣接の自治体でも医療が逼迫し、患者の引き受けや応援が非常に困難になりました。

感染者が増加した札幌市消防局では救急搬送にも影響が現れ、10月から11月の期間、3カ所以上から救急受け入れを断られた件数が、前年の倍以上になったと報告されています。医療機関側の受け入れベッド不足や院内二次感染防止のためだと思われます。

東京都には「原則中等症以下で、救急隊による医療機関選定において、5医療機関への受入照会または選定開始から20分程度以上経過しても搬送先が決定しない患者」を積極的に受入先を選定するという〈東京ルール〉があります。図①、図②から、〈東京ルール〉に該当した救急搬送患者数

■図② 2020年の全国のPCR陽性患者数

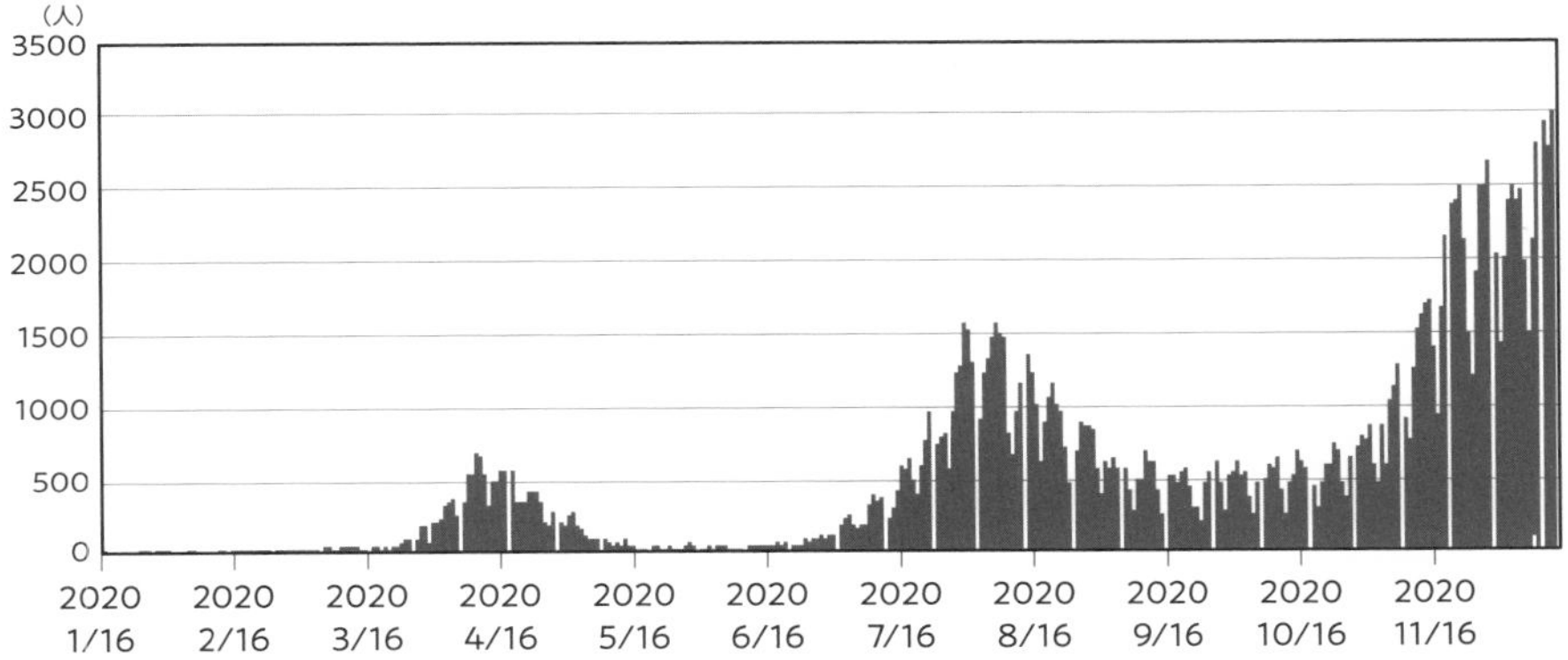

＊ NHKのHP（https://www3.nhk.or.jp/news/special/coronavirus/data/pref/saitama.html）より

が、コロナ感染の増加に並行して増えているのがわかります。

トリアージに陥ると

11月以降の第3波で、それまでにはなかったペースで患者数、重症者数、死亡数が増加しました。重症者ベッドももはや回らなくなってきてしまいました。このような状況が続けば、今後は命の選択をせざるを得ない状況になりそうです。医療崩壊が伝えられたヨーロッパの国々[＊8]で行われたように、ECMOの適応者を絞る、人工呼吸器装着者を絞る、入院する患者さんを絞るなど、いわゆる〈トリアージ〉[＊9]が必要になる状況に陥ります。

発熱、上気道症状、腹部症状などを呈する患者さんに対応する際には、個人防御具

＊8 ヨーロッパの国々：「欧州で医療崩壊の懸念　フランスはICU使用率8割、ドイツでは人員不足も　感染第2波で」（毎日新聞2020年11月6日付）

＊9 トリアージ：患者の重症度に基づいて、治療の優先度を決定して選別を行うこと。

を装着し、接触部位にも配慮しつつ、緊張を持って対応しなければなりません。これはワクチンが出回ろうが、感染が落ち着こうが今後も変わることがないものと思われます。救急医療に従事する医療者にとっては、ストレスフルな状況が続くことになりそうです。そのような状況で、そもそも脆弱な救急救命医療がコロナ禍に対応していけるのか、非常に不安です。

その後の状況

２０２１年１月昨年末からの第３波に対し、２度目の緊急事態宣言が出されました。１度目の緊急事態宣言の時と同様に、その後、徐々に感染者数は減少に転じましたが、第１回目の緊急事態宣言時と一番違ったのは、新規感染患者数が１０００人／日前後で下げ止まってしまったことでした。そんな中、２月末で６府県の解除、３月21日に１都３県の解除がされ、再び感染者数の増加、第４波とつながってしまいました。今回の特徴は、変異株[*10]の広がりが主流となり、過去のパンデミックに比べ、感染者数の増加の速度が速かったことです。また、３密を避けていれば感染の可能性は低かったはずが、変異株は１密だけでも感染する危険性が取り沙汰されています。

救急医療では相変わらず、大病院で中等症以上のコロナ患者の入院を扱っている所は疲弊して、できるだけ一般救急患者を他医療機関に任せようとしてい

***10 変異株**：「新型コロナウイルス変異株とは」（株式会社日本医学臨床検査研究所　https://www.jcl.co.jp/covheni）

ますし、コロナ患者を扱っていない医療機関は、発熱などコロナを疑う症状のある患者はできるだけ断るという構図が出来上がってしまいました。

また、タクシーなど公共交通機関が発熱患者の乗車拒否を始めたため、自家用車での迎えの当てがないと、診察が終わった患者の帰りの手段がない状態でした。それが救急車の受け入れを断る理由の1つになってしまっていました。

ゴールデンウィークあたりから、一般の人たちの危機意識も次第に薄れてきて、夜中に酩酊状態で救急搬送されてくる人も増えてきました。受け入れ医療側の切迫に反して、救急搬送理由は徐々にコロナ以前の受診に似てきていました。

7月から徐々に患者数が増加。同月末になると急激に患者数が増えました。いわゆるデルタ株の蔓延による第5波です。デルタ株の流行はそれまでの第4波までとは状況が異なりました。高齢者のワクチン接種が進んだせいか、患者の主体が40歳台、50歳台といった働き盛りの世代になってきたこと。そして若年者でも重症化するケースが目立ってきたこと。さらに2回目のワクチン接種を済ませた人にも感染する可能性があることなどです。社会で最も活動性の高い世代で感染が広まったことから、瞬く間に患者数が増加し、1日当たり2万人の感染者が増え続ける事態となりました。私のクリニックでも毎日50人以上の発熱外来患者が受診、PCR陽性率も20%に近づく勢いでした。

私自身も7月下旬に感染してしまい、8月中旬頃までクリニックを閉鎖。私はクリニック内で隔離されました。しかし新型コロナの治療として認められているアビガン、レムデシビル、抗体カクテルなどは、入院治療をしている医療機関にしか卸されないために、対症療法以外の薬は使用できません。5日目には両側肺炎を併発し、酸素飽和度も安静時93%、階段の昇降時には88%まで低下する中、肺炎が進まないことを祈るのみでした。医師がクリニック内で療養していてこれだけ不安になるのだから、自宅待機をさせられている患者さんたちは相当に不安だろうとも考えさせられました。早く一般の医療機関でも治療薬が使えるような対策をしてほしいと思います。

感染者数は9月に入ると減少傾向となりました。1番の理由は、週末に雨天が多かったため、人波がかなり減少したからではないかと思っています。9月後半のシルバーウィークは、晴天で人波が増したようです。今後も第5波の収束で人々の気持ちの緩みが出てくるかもしれません。冬になる前に、第6波が来るのではと心配しています。

05 全国の医療機関1万7000件のアンケート調査からわかったこと

工藤光輝（全国保険医団体連合会事務局次長）

もっとも身近な医療機関の声を聞く

２０２０年の春先からわが国でも猛威を奮った新型コロナウイルス感染拡大に対応するため、政府や自治体から外出自粛要請や緊急事態宣言が発出されるようになると、国民の「受診控え」が顕著に現れるようになりました。

保団連[*1]（全国保険医団体連合会）では、保険医協会・保険医会[*2]の会員医療機関（医科・歯科）を対象に、「新型コロナウイルス感染拡大の影響に関するアンケート」（２０２０年４月診療分と５月診療分に関して）を実施しました。

アンケート調査では、前年同月に比べての患者数、保険診療収入の変化や、受診控えによる重症化の事例、医療機関経営への影響などを調べました。４月診療分の調査には１万０７４２件（医科７１１６件、歯科３６２６件）、５月診療分の調査

＊1 **保団連**：１９６１年に「保険医の経営、生活ならびに権利を守ること」「保険で良い医療の充実・改善を通じて国民医療を守ること」を目的に、各地に保険医協会・保険医会が設立され、69年に全国保険医団体連合会（略称 保団連）が結成された。現在、全国47道府県に51保険医協会・保険医会が結成され、保団連に加盟、現在会員は10万7千人を超え、開業医の63％が加入するとともに勤務医約２万人が加入する団体に発展。医科・歯科一緒に活動をしていることが大きな特徴。（全国保険医団体連合会とは　https://hodanren.doc-net.or.jp/nyuukai;/）

■表① 新型コロナウイルス感染拡大の影響に関するアンケート

■4月診療分調査

31保険医協会で実施し、保団連で集計

調査期間	2020年4月28日～5月22日	
アンケート送付総数	4万1776件	（医科2万4488件、歯科1万7288件）
有効回答総数	1万742件	（医科7116件、歯科3626件）
有効回答率	25.7%	（医科29.1%、歯科21.6%）

■5月診療分調査

24保険医協会で実施し、保団連で集計

調査期間	2020年6月18日～7月3日	
アンケート送付総数	3万2399件	（医科1万7038件、歯科1万5361件）
有効回答総数	6622件	（医科3975件、歯科2647件）
有効回答率	20.4%	（医科23.3%、歯科17.2%）

＊結果の詳細は、https://hodanren.doc-net.or.jp/news/index.html　に掲載

には6622件（医科3875件、歯科2647件）の回答が寄せられました。有効回答率は4月診療分調査で25・7%、5月診療分調査で20・4%でした（表①）。

保険医協会・保険医会の会員の多くは、地域の中小病院や診療所・クリニック（医科・歯科）で、もっとも身近な医療機関といってよいでしょう。アンケート調査の結果を手がかりに、コロナ感染拡大下で、国民の健康確保に欠かせない地域の医療機関に何が起きたのか、地域の医療にとって解決すべき課題は何かを考えてみたいと思います。

＊2 保険医協会・保険医会：1691年に国民皆保険制度が実現し、「保険医の経営、生活ならびに権利を守ること」「保険で良い医療の充実・改善を通じて国民医療を守ること」を目的に、各地で保険医協会・保険医会が設立された。

9割の医療機関で患者数が減る

アンケート調査対象の4月、5月の診療分は、政府の「緊急事態宣言」が一部の都

道府県、続いて全都道府県に発令された期間（4月7日～5月25日）に重なり、9割の医療機関（医科・歯科）で、前年同月と比べて外来患者数が減少し、保険診療収入も8割の医療機関で減少しました。医科医療機関のおよそ2割、歯科医療機関のおよそ3割で、収入減少の程度は「30％以上」と回答が寄せられました。

医療機関の種類別でみると、病院では、8割で保険診療収入が減少。4月診療分では、10％強の病院で前年同月比30％以上収入が減りました。また、5月診療分では、5割以上の病院で前年同月比10％～30％の減少でした。

医科診療所（有床・無床）では、およそ85％の診療所で保険診療収入が減少。4月診療分では、26・6％の診療所で30％以上収入が減りました。また、5月診療分では、約半数の医科診療所で30％以上の減収でした。

患者数と保険診療収入の減少は標榜科によって差があり、とりわけ小児科と耳鼻咽喉科では、患者数、保険診療収入ともに30％以上の減少という回答が目立ちました。5月診療分の保険診療収入で見ると、耳鼻咽喉科では73・3％の医療機関で30％以上減少、50％以上も減少した医療機関も14・4％に上りました。小児科では、68・4％の医療機関で30％以上の減少、23・2％の医療機関で50％以上も減少しました。

■表② 受診控えによる重症化の例

コロナで半年ほど受診できず、診療時には進行乳がんの状況に	緑内障治療中だったが、眼圧上昇の発見が遅れ、失明	1月に腫瘤を自覚。4カ月後に受診したら「舌がん」と診断	
通院・デイサービスを控え、高齢者の身体機能と認知能力が低下	解雇されたため歯科受診をキャンセル。痛みを数カ月がまんし、口腔内が悪化	重症化で抜歯するケースが増加	口腔ケアの低下で、歯周病の悪化が増えている

＊保団連医療機関アンケートから要約

「受診控え」による重症化事例が目立つ

外来患者数の減少は、外出自粛によって受診を控えたことが要因だと考えられますが、受診控えによって健康状態に影響が生じていないか、重症化事例があったかを自由記載で尋ねました（表②）。

医科では、がんの進行、心不全の悪化などの症例が報告され、緑内障で治療中の患者さんが失明したり、突発性難聴を発症したが受診が遅れたために聴力が改善しなかった例も報告されました。

糖尿病などの慢性疾患では、定期的な検査や服薬の中断による状態の悪化が目立ち、特に高齢者では、外出控えやリハビリの中断で体力や運動機能、ADL[*3]（日常生活動作）の低下、認知機能の低下が見られ

＊3 ADL：Activities of Daily Living の略。Aはアクティヴィティー（動作）、DLはデイリーリヴィング（日常生活）を指す。日常生活を送るために最低限必要な日常的な動作で、「起居動作・移乗・移動・食事・更衣・排泄・入浴・整容」動作のこと。

るほか、精神面の不調につながりやすいとの報告がありました。

子どもについては、定期受診が滞ったために喘息症状の悪化が懸念された例、先天性疾患の発見が遅れた例、通院控えで尿路感染症が悪化し、入院となった例が報告されました。

歯科では、通院治療の中断による歯周病の進行など口腔状態の悪化が報告され、う蝕（むし歯）が進行してから受診するため、抜歯のケースが増加するなどの傾向が見られました。重症化した例では、1月の時点で腫瘤を自覚したものの5月末まで受診を控え、のちに舌がんと診断されたというケースもありました。「自粛生活」のストレスを反映して、顎関節症、くいしばりや歯ぎしり等で歯が割れたり、ひびが入ったりする歯牙破折のケースが多いとの報告もあり、子どもでは休校による食生活の変化でう蝕が増加しているとの指摘もありました。

医療機関の日常診療の状況、経営悪化への対応

アンケート結果からわかるように、約9割の医療機関で患者数、保険診療収入が減少していますが、収入が減少しただけでなく、感染防止のための物資購入費などが増加したことも経営を圧迫しているであろうことが容易に想像できました。コロナ感染拡大下での日常診療の状況や悪化する経営状況について、自由記載で尋ねま

した。

収入減と費用増の中、医療機関では日常診療の継続とスタッフの雇用・待遇の維持に努力しながらも、今度の見通しがつかないという苦しい状況が浮かび上がってきました。5月分の回答では、「感染拡大の収束が見通せない」「経営が苦しい」「赤字」といった経営者、院長の不安の声があり、「ストレス」や「うつ」「疲れた」という心身の疲弊、「廃業・閉院も検討」といった深刻な記述も目立ちました。

減収への対応については、「返済が可能な状況が見込めない」など、金融機関からの融資を敬遠する声が目立ちました。「収益の減少に応じた補助」「せめて前年比9割程度の補償」「診療報酬などでの手当て」など、公的支援を求める要望が多く寄せられました。国による長期にわたる医療費抑制策、低診療報酬政策で、コロナ以前から「ギリギリの経営を強いられ」、こうした医療政策が転換する見通しがないことから、安定した医療提供の継続を保証出来ないとする意見や、感染リスクと闘いながら診療を継続する医療機関が軽視されている、と受け止めている医療機関もありました。

今後の課題

コロナ禍を通じて、わが国の医療のあり方がさまざまな角度から問われていますが、今回の私たちのアンケート結果に引き付けて言えば、今後の課題として、差し当たり次のことが言えます。

①医療機関が日常診療を継続でき、必要な医療提供が滞ることのないよう、減収の補填など公的な手当てを実施すること。

わが国の医療は公的医療保険のもとで提供されており、医療機関は公的な役割を担っています。また、地域医療は病院と診療所の連携・役割分担で営まれており、コロナに直接対応している医療機関はもちろん、地域の個別医療機関が立ち行かなくなれば、その地域の医療提供体制に影響します。

政府は、病床確保のための支援金や、感染防止対策費用の補助などの措置を実施してきましたが、すべての医療機関の日常診療と経営を支え、医療機関・医療従事者が万全の態勢で地域医療に臨むには不十分と言わざるを得ません。

②患者の受診控えによる健康悪化の防止

保団連は厚労省に対して、必要な受診、予防接種、健診を政府として国民に呼び掛けるよう求め、厚労省もホームページや政府広報で周知に向けて動いています。

患者の受診控えが増えている背景には、国民の経済的困難があることも無視できません。コロナ禍で賃金など収入が落ち込み、国保料・税の滞納や正規の保険証を持てない方や、生活保護の受給申請も増えています。さらに政府は２０２０年12月、年収２００万円以上の75歳以上の高齢者について、医療費の窓口負担を１割から2割に引き上げる方針を閣議決定しました。経済的理由で医療を受けられない人があってはなりません。「患者負担軽減」と「ストップ！負担増」も、これからの大きな課題です。

その後の状況

◆医療機関の減収1兆円以上

上記までを執筆後さらに半年が経とうとしていますが、感染拡大の収束は見通せない状況です。こうした中で医療機関をめぐる状況もより切実さを増しています。

社会保険診療報酬支払基金と国保中央会が公表しているデータをまとめると、医療機関に支払われた診療報酬の額がわかります。これによると２０２０年４月から２０２１年３月の分の診療報酬支払実績は、前年同期と比べて、医科入院は４９６８億円減少、医科外来は６６５３億円の減少、歯科が１８７億円の減少となります。合計では１兆１８０８億円の減少です。この額が医療機関全体の減収分に相当することになります。

政府・厚労省はこの間、コロナ病床の確保のための補助や発熱外来などコロナ感染の疑いのある患者さんに対応する医療機関への補助金、医療従事者に対する慰労金の交付などを実施してきました。しかし、病院団体をはじめ多くの医療関係団体からの要望にかかわらず、1兆2000億円近くになる減収分それ自体の補填は、現在に至るまで行われていません。国民皆保険制度の下、非営利で公益的な役割の発揮が求められる医療機関が、その診療機能を維持できるようにするため、減収への手当てが引き続き求められます。

◆コロナ禍にもかかわらず医療費の窓口負担を「2倍化」

2021年1月からの通常国会では、このコロナ禍で連日、医療の危機的状況が報じられているにもかかわらず、菅政権は医療提供体制を縮小する法案（病床削減推進法案）と、所得額が200万円以上の高齢者（75歳以上）の医療費窓口負担を現在の1割から2割に引き上げる法案（2割化法案）を提出。6月4日に参議院で可決、成立しました。

「2割化」は75歳以上の高齢者の医療機関受診を抑制することに狙いがあり、政府は、受診抑制効果を900億円以上と見積もっています。国会審議では、野党から「高齢者が必要な医療を受けられなくなるのではないか」「受診抑制によって健康への悪影響が生じないのか」が再三問われましたが、政府から納得のできる説明はなく、こうした問題があらかじめ検証された形跡もうかがえません。また、75歳以上の高齢者のうち、2割負担の対象となる範囲（年収基準）は法改正を要せずに、今後拡大することができる制度設計になっています。

「2割化」の実施は早くて2022年10月ですが、「医療費抑制のためには、命・健康に影響が及んでもやむを得ない」というに等しいうえ、今後の医療のあり方にも重大な禍根を残すことになります。

中央社会保障推進協議会、年金生活者をはじめ高齢者の団体、医療者の団体などが取り組んだ「2割化撤回」国会請願署名は*4 100万筆を超え、「2割化」の中止を求める新たな取り組みが始まっています。コロナ感染症が猛威を奮い、日々の暮らしや健康への不安が広がる中、さらに負担を押し付けることへの反対の声が高まっています。

コロナ禍のいま、政府が全力で行うべきことは、病床や検査体制の確保、速やかなワクチン接種、医療従事者の処遇改善など医療体制を立て直すことです。国民を医療から遠ざける病床の削減や医療窓口負担の引き上げは絶対に許されません。

***4 国会請願署名**：「高齢者のいのち・健康・人権を脅かす75歳以上医療費窓口2割化中止を求める請願署名」。署名用紙は中央社会保障推進協議会（中央社保協）ＨＰからダウンロードできる。https://shahokyo.jp/category/press/sign/

第2章

コロナ以前から医療崩壊は始まっていた

06

過労死遺族の立場から

中原のり子（東京過労死家族会会員・医師の働き方を考える会共同代表）

何が夫を追い込んだのか

夫の中原利郎は、都内の民間病院に勤務する小児科医師でした。子どもと関わる小学校の先生か小児科医師になるのが、小さい頃からの夢だったと言っていました。

１９８７年、33歳で都内の病院に赴任した当初の当直体制は、内科・小児科共同で月２回から３回、21時以降の自宅待機が月４回から５回という、比較的緩やかな勤務体制でした。しかし、１９９６年４月からは常勤医師６名による小児科単独の当直体制が始まり、東京都の夜間診療と乳幼児救急当番も受けるようになり、深夜の急患も増え、厳しい当直体制になっていきました。

１９９９年１月時点で、６人いた小児科常勤医の中で、男性医師は夫だけでした。３月に夫が部長代理に就任すると同時に、３人の医師が定年や介護、育児など

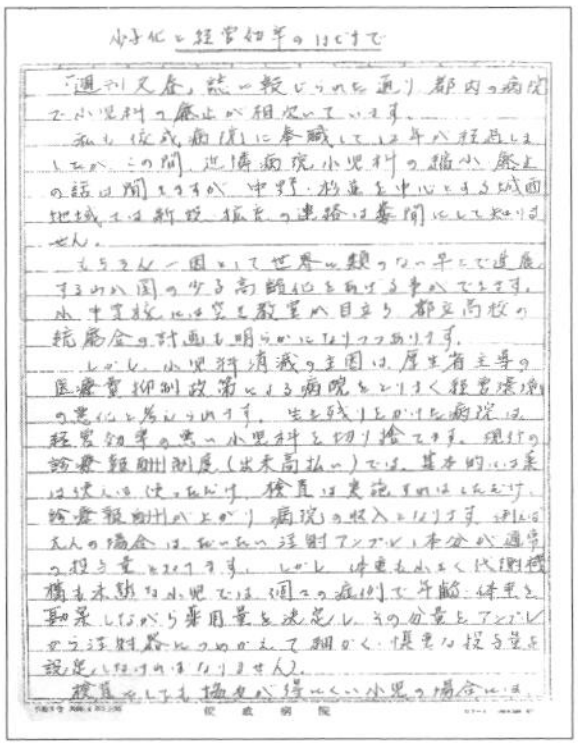

少子化と経営効率のはざまで

「週刊文春」誌に報じられた通り都内の病院で小児科の廃止が相次いでいます。

私が佼成病院に奉職して12年が経過しましたが、この間、近隣病院小児科の縮小・廃止の話は聞きますが、中野・杉並を中心とする城西地域では新設・拡充の連絡は寡聞にして知りません。

もちろん一因として世界に類のない早さで進展する我が国の少子高齢化をあげる事ができます。小中学校には空き教室が目立ち都立高校の統廃合の計画も明らかになりつつあります。

しかし、小児科消滅の主因は厚生省主導の医療費抑制政策による病院をとりまく経営環境の悪化と考えられます。生き残りをかけた病院は経営効率の悪い小児科を切り捨てます。現行の診療報酬制度（出来高払い）では、基本的に薬は使えば使っただけ、検査は実施すればしただけ診療報酬が上がり病院の収入となります。例えば大人の場合は、だいたい注射アンプル1本分が通常の投与量となります。しかし体重も小さく代謝機構も未熟な小児では個々の症例で年齢・体重を勘案しながら薬用量を決定し、その分量をアンプルから注射器につめかえて細かく・慎重な投与量を設定しなければなりません。

検査をしても協力が得にくい小児の場合には、

佼成病院

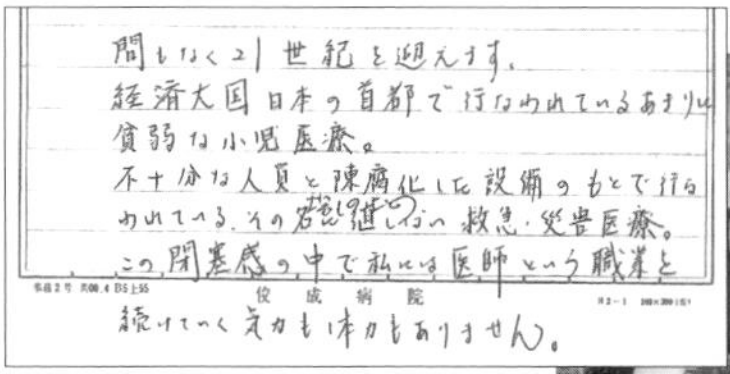

間もなく21世紀を迎えます。
経済大国日本の首都で行なわれているあまりに貧弱な小児医療。
不十分な人員と陳腐化した設備のもとで行なわれている、その名に値しない救急・災害医療。
この閉塞感の中で私には医師という職業を続けていく気力も体力もありません。

佼成病院

中原医師の遺書（左）と
最後に書かれた言葉（上）

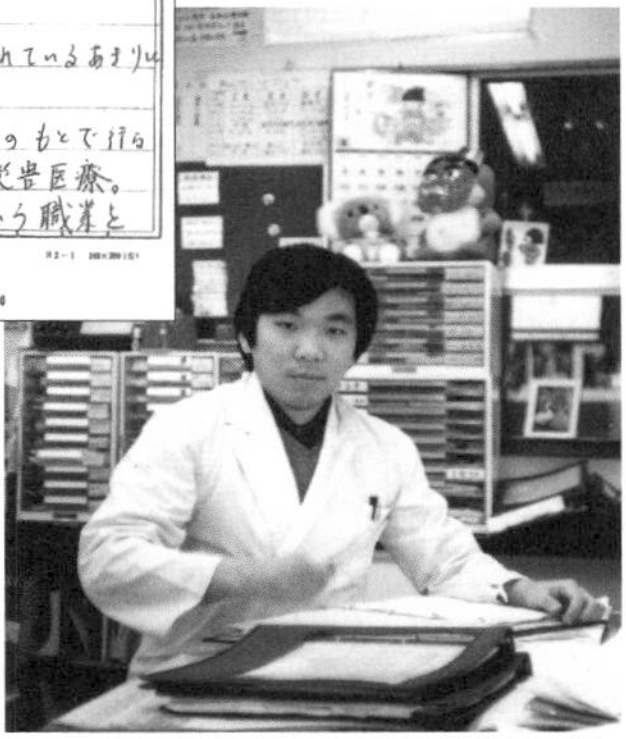

中原利郎医師

によって退職、その後、補充された医師は5月に1名のみで、4人体制に切り詰められました。そのため32時間連続勤務の当直が月8回に上ることもありました。

このような長時間労働が継続すると、家では苛立ちからピアノの椅子を泣きながら殴り続けた後、トイレで吐いたり、ちょっとしたことで涙ぐんだり、会議が怖いと言って私にしがみついたりと、心身のバランスを崩していきました。「馬車馬のように働かされている」「病院に搾取されている」「病院に殺される」「小児科医師なんて誰にも感謝されない職業だ」と漏らすようになっていました。

そして同年8月15日の夜、「病院に退職を申し出る」と言って病院に出かけ、翌朝、真新しい白衣に着替えて、病院の屋上から身を投げました。享年44歳でした。私と3人の子どもが遺されました。

夫の部長室の机の上には「少子化と経営効率のはざまで」と横書きされた便箋3枚の遺書が置かれていました。この中には、医療費抑制政策の結果、経営効率が悪い小児科が閉鎖されていること、診療報酬制度や構造的不採算の状況、多数回の当直による疲労蓄積が医療ミスにつながること、そして、女性医師支援の問題が書かれていました。最後にはこう締めくくられていました。

「間もなく21世紀を迎えます。経済大国日本の首都で行われているあまりに貧弱な小児医療。不十分な人員と陳腐化した設備のもとで行われている、その名に値しない（その場しのぎの）救急・災害医療。この閉塞感の中で私には医師という職業を続けていく気力も体力もありません」

多くの過労死遺族は「あのときやめさせられなかった自分が悪かったのでは」と後悔します。私もそういう気持ちもありました。でも、悪いのは本人でも家族でもなく、医療スタッフを心身ともの疲弊、過労死、自殺にまで追い込む医療制度のあり方です。「夫が書き遺していったことを多くの人に知ってもらって、それが改善につなげたい。そのためには実名を出して闘おう、私が彼のメッセンジャーになろう」と覚悟を決めました。

労災、病院の注意義務違反・安全配慮義務違反が認められない

2001年、労災認定[*1]を申請し、翌年には病院を相手取り、労働者に対する安全配慮義務違反[*2]を問う民事訴訟を提訴しました。しかし、03年、労働基準監督署は「自殺は業務上の事由によるものとは認められない」とし、労災認定が却下されました。「医師の当直時間は労働時間ではない。だから長時間労働でも過重労働ではない」という理由が書かれていました。怒りでいっぱいになりました。

すぐに東京労働局に審査を請求しましたが、04年に審査請求が棄却されたため、中央審査会に再審査を請求しました。同時に、国に労災であることを認めさせるために、行政訴訟を起こしました。2007年3月、東京地裁は中原医師の死が「過労死」であると認め、国に労災不認定決定の取り消しを命じました。

一方、病院を相手取った民事訴訟は、2007年には地裁で全面敗訴し、控訴しましたが、翌年、高裁で棄却されました。しかし、最高裁では異例の和解勧告[*3]が出され、和解条項には、患者、病院、裁判所が同じ土俵に立ってよりよい医療を実現するために努力する必要があるという見解が明確に示されていました。高裁の「病院側に過労死する予見可能性がなかった」という判決の効力を失わせるためにも、和解の決断をしました。「これで少しでも医療者の労働環境改善につながる」と希

＊1 労災認定：職場での業務中に病気やケガを負ったり、死亡事故が発生した場合や、通勤・退勤中に交通事故などでケガをした場合に「労働災害」の基準に基づいて認定されること。

＊2 安全配慮義務違反：2008年に施行された「労働契約法第5条」に記された義務のことで、「使用者は、労働契約に伴い、労働者がその生命、身体等の安全を確保しつつ労働することができるよう、必要な配慮をするものとする」とされている。

＊3 和解勧告：争いを「判決」によって解決を図らず、訴訟の途中で両当事者が話し合って解決する「訴訟上の和解」のこと。和解案は、双方の言い分を汲み取って作成される。

望を持ちました。

２００３年、夫の友人の医師たちが中心となって発足した「小児科医師中原利郎先生の過労死認定を支援する会」（「支援の会」）が活動を始め、医療現場で起きていることをマスコミや市民に精力的に訴えてくださいました。会の活動を通じて、広く訴え、理解を広げていくことの大切さを痛感しました。

20年経っても変わらない医療現場の状況

しかし、20年以上経っても、医療現場の過酷な状況は変わりません。看護師や薬剤師を含めた医療スタッフの過労死やパワハラによる自殺も後を絶たず、絶えず裁判で争われています。また、労災認定申請では、とりわけ精神障害関連の申請件数が増え、それに伴って労災認定数も増えています。

しかし、実際に労災申請をする人はごく一部であり、認定されるケースは、本当にごくわずかなのです。

「医師に関する過労死等の労災補償状況」（厚生労働省資料）によると、平成29年度と30年度では、「脳・心臓疾患」によって労災認定され、支給決定がされた医師は１人もいません（表①）。在職中に亡くなる医師は、毎年60人から１００人ぐらいだといわれていますが、実際に労災を申請する人はその１割で、さらにそのうち

■表① 医師に係る脳・心臓疾患の労災補償状況

（件）

区分 ＼ 年度		平成27年度	平成28年度	平成29年度	平成30年度	令和元年度
脳・心臓疾患	請求件数	5	6	2	3	8
	決定件数	4	4	3	1	7
	うち支給決定件数	1	3	0	0	5
うち死亡	請求件数	3	3	0	1	5
	決定件数	0	4	2	0	4
	うち支給決定件数	0	3	0	0	3

■表② 医師に係る精神障害の労災補償状況

（件）

区分 ＼ 年度		平成27年度	平成28年度	平成29年度	平成30年度	令和元年度
精神障害	請求件数	5	10	6	7	7
	決定件数	4	2	8	7	7
	うち支給決定件数	2	1	8	6	3
うち自殺（未遂を含む）	請求件数	1	5	2	2	3
	決定件数	1	1	2	4	2
	うち支給決定件数	1	1	2	3	2

＊厚労省（研修医の内数は不明）

＊決定件数は、当該年度内に業務上又は業務外の決定を行った件数で、当該年度以前に請求があったものを含む。

の3割しか労災の支給認定がされないのです。このように労災の支給認定は30％程度に過ぎないのです。

労災補償が受けられなければ、残された家族の生活は大変厳しくなり、人生が180度変わってしまいます。それでもほとんどの遺族は申請をあきらめざるを得ず、泣き寝入りしているのです。

被災された家族は、過労死の多くは「ある日突然」なのでショックで立ち上がれないことと、自死の場合は親せき縁者にも死因を隠して突然死として話す方が多いようです。一般的に労災申請は被災者の約1割、その1割のなかの31・6％しか認定されない、つまり申請まで辿りつく人も認定されるケースもほんのわずかです。

変えるなら、今しかない

2014年、長崎みなとメディカルセンターの内科医が、2人の子ども（それぞれ2歳と3カ月）を遺して、致死性不整脈で亡くなりました。発症1カ月間の時間外労働は159時間、半年間の月平均残業時間は177時間、7月末から10月中旬には84日連続で働いていました。当時の院長は話し合いの席にもつきませんでしたが、新しく着任した院長は「病院側の安全配慮義務を尽くしていれば死亡という結果は避けられた」と判断し、和解しました。組織の責任者、上司が人権意識を持つことが、事態を解決する、再発を防止するために何よりも必要だと、痛感しています。

医師の過重労働は、医療の安全を脅かします。医師が睡眠不足の状態で診療や手術に当たれば、医療ミスを招きかねず、患者を危険にさらします。私たちは「コンビニは24時間オープンしてもらいたい」「配便は決まった時間に届けてもらいたい」というように、24時間３６５日対応してくれる安心・安全な医療を求めています。

しかし、そういう患者本位の要求が、医療労働者を窮地に追い込んでいくのではないでしょうか。国民１人ひとりが一方的に医療に過剰なサービスを求めず、日頃から自分や家族、仲間の健康を守っていく努力が求められています。

２０２０年以来の新型コロナウイルスの感染拡大によって、とりわけ医療と運輸業界では過労死ラインを大幅に上回るペースで働く人の割合が急増しています（「過労死白書２０２０」）。

「働き方改革」では、９６０時間の残業規制が決まったにもかかわらず、勤務医は特例とされ、年間１８６０時間の残業が認められることになりそうです。目の前の患者を救うためには、医師は自らの命を投げ出せということなのでしょうか。

コロナ禍で医療のひっ迫が社会問題になったとき、献身的に救命活動に当たる医療関係者に対してブルーインパルス[*4]を飛ばしたり、ブルーライトを点滅するなどして、敬意を示すパフォーマンスがマスコミなどで紹介されました。しかし、本当に必要なのはそういったアクションや感謝の拍手を送ることではなく、「人とお金」

＊4 ブルーインパルス：新型コロナウイルスへの対応に当たる医療従事者たちへの敬意と感謝を表すため、航空自衛隊のアクロバットチーム「ブルーインパルス」６機が、東京上空を飛行した。

です。介護・医療に従事する人材を確保すること、現場で必要な機材や物資を十分に補給することです。政府や大企業には、国民の命を守るために医療制度の大改革を起こす決断が必要です。

私たち医療者遺族・家族は、医療者すべてが患者に最高の医療を提供することを願っています。しかし、それは、医療者の命と引き換えであってはなりません。

医療者の聖職者意識・犠牲的精神の上に成り立っているような現在の労働環境をこれ以上容認してはなりません。医療のあり方を変えるなら、今しかありません。

私たちは医療者も患者も共に幸せに暮らせる「真の働き方改革の実現」を心から願っています。

07

弁護士からみた勤務医の過労死問題

松丸 正

（過労死弁護団全国連絡会議代表幹事、弁護士）

原点としての勤務医の過労死認定判決

過労死の訴訟の判決を過去にさかのぼっていくと、勤務医の過労死について公務上の出来事と認めた判決があります。１９６３年７月27日に急性心臓死した国立京都病院の整形外科医師の裁判で、東京地裁が70年10月15日に下した判決は、整形外科医としての長時間、過重な業務に加えて、発症前には肢体不自由児の療育キャンプに療育指導のために参加していたとして、公務上の死亡[*1]と認定しています（労働判例１１３号46頁）。

過労死事件（当時は過労死という言葉さえありませんでしたが）の原点に、この勤務医の判決があることを振り返る必要があります。しかもこの判決は、「異常に重い公務の遂行によって生じた過労状態のため慢性的疲労状態にあった」にもかか

＊１ **公務上の死亡**：国立京都病院整形外科医判例（https://www.courts.go.jp/app/files/hanrei_jp/317/018317_hanrei.pdf）

わらず、これを押して肢体不自由児のため深夜に至るまでの療育指導に当たる中で発生した過労死であったことを指摘している点でも、現在の勤務医の過労死を考える上での重要な視点を提示しています。

過労死ラインを超える勤務医の働き方

厚生労働省が定めている「血管病変等を著しく増悪させる業務による脳血管疾患及び虚血性心疾患等（負傷に起因するものを除く）の認定基準」（２０２１年９月14日付け基発第０９１４第1号）によれば、「発症前1か月間におおむね１００時間、又は発症前2か月間ないし6カ月間にわたって、1カ月当たりおおむね80時間を超える時間外労働が認められる場合は業務と発症との関連性が強いと評価」され、原則として「業務上」と判断されるとしています（過労死ライン[*2]）。

厚労省医政局が２０１９年４月６日発表した「医師の勤務実態及び働き方の意向等に関する調査」（調査実施日２０１６年12月8日（木）から14日（水））によると、労働時間が週60時間以上が男性は41%、女性は28%となっています。なお、この調査結果は、当直の待機時間は労働時間に含めていますが、オンコール[*3]の待機時間は除外（対応時間のみが労働時間としてカウント）されていることに留意すべきです。

＊2 過労死ライン：「過労死ライン」とは、病気や死亡、自殺に至るリスクが高まる労働時間のこと。長時間労働が原因の過労死の認定基準について、厚生労働省の検討会は残業時間が1カ月平均で80時間を超えるなど「過労死ライン」に達しない場合でも、それに近い残業があり、不規則な勤務などが認められれば労災認定すべきだとする見直しの案を示した。（ＮＨＫニュース、２０２1年6月22日）

＊3 オンコール：医師や看護師などが、入院患者の病状急変や、救急患者の診断・治療に勤務時間外であっても呼ばれた時に対応できるように待機していること。

医師に関する過労死等の労災補償状況

勤務医の脳・心臓疾患の過労死（救命を含む）並びに精神障害・自殺（以下、過労死等という）についての労災の請求件数と業務上と認定され支給決定された件数は、厚労省によれば別表の通りです（63ページ表①・表②参照）。

別表では、5年間における脳・心臓疾患、並びに精神障害の認定率（支給決定件数／決定件数）は50％～60％と高率（労働者全体での認定率は30％前後）になっています。認定率の高さは、勤務医の心身の負荷の重さの結果であるとともに、請求件数が少数であることも関係していると思われます。申請件数が少ないのは、過重な勤務が一般化しているため、過労死等が生じてもその認識がされず、労災申請に至っていないケースが少なくないからだと考えています。

勤務医の過労死等が生じる要因

(1) 過労死ラインを超えた勤務医の三六《さぶろく》協定（特別条項）

勤務医に限らず労働者の過労死を防止するためには、時間外・休日労働の限度時間を労使協定で定める労働基準法36条の協定（いわゆる三六協定）と、労働時間の適正把握が車の両輪の関係にあると私は考えています。

働き方改革一括法による労基法の改正（２０１９年４月施行）で、労働者の時間外・休日労働について、特別条項で定める限度時間は、不充分なものながら前記の過労死ラインを上限とする内容で定められました。しかし、勤務医については５年間の猶予期間を設け、２０２４年４月に年９６０時間、月１００時間を限度とする方向で厚労省は検討しています。しかも、地域医療確保や集中的技能向上のための特例水準として年１８６０時間、月１００時間としているのです。

勤務医の心身の健康を損ねる過労死ラインを超えた長時間労働を認容する限度時間であり、労働者が家庭生活・文化的生活も含めて、人たるに値する最低限度の労働条件を定めている労基法の理念から、ほど遠い内容です。

(2) 勤務時間の適正把握がされていないこと

事業主が労働時間を適正に把握することなしには、適正な三六協定等による労働時間についての法令遵守体制を構築したとしても、医師が「壊れた体温計」では患者の容態を把握することができないのと同様、心身の健康を損ねる長時間労働を未然に防止することはできません。

医師の過労死等の労災認定に当たり担当弁護士として苦労するのは、労働時間が適正に把握されていないことと、医師が診療業務を行うために技能・知識を得るための自己研鑽時間が勤務時間として認められないことです。特に、自己研鑽時間の評価は、研修医や大学院生の事案での業務上認定の壁となっています。医師としての勤務に不可欠な自己研鑽時間も含めて勤務時間として適正に把握することなくしては過労死等は防止できません。

労働時間の把握はＩＣカード、タイムカード、パソコンのログオン・ログアウト等の客観的記録でなされるべきですが、勤務医についてそれが適正に把握されず、されたとしても自己研鑽時間として労働時間から除外されている医療現場が少なくありません。

⑶ 過労死等防止調査研究センターによる医師の過労死等の要因の分析結果

調査研究センターは、２０１０年1月から15年３月の5年間における医師の過労死等で労災認定されたケースについて、過労死が生じた要因を次のように分析しています。

●医師の脳・心臓疾患は17件で、過重労働の背景には、継続的な診療、オンコール・休日診療、慢性的な人員不足による業務負荷増加、教育・指導、管理的業務、学会・論文作成などがあった。

●連続勤務の間での効果的な休息確保、勤務間インターバル[*4]の導入など強制的な時間規制なども検討されてよいと考えられる。また、医師の人員が足りないた

＊4 **勤務間インターバル**：労働者が日々働くに当たり、勤務と勤務の間に、必ず一定の休息時間を取れるようにする制度で、労働者の生活時間や睡眠時間を確保するもの。２０１８年6月29日成立の「働き方改革関連法」で事業主の努力義務として規定された。（厚生労働省「勤務間インターバル」とは）

めに、連日勤務・オンコールなどの業務が増加していた事例もあり、業務移管や診療支援などの業務効率化の取組を多層的に検討すべきと推測された。
●医師の精神障害事案は8件で、長時間労働に加え、若年医師の比率の増加、患者の暴力、仕事の変化、医師間の人間関係のトラブルなどが目立った。
●職場環境改善対策の検討に当たっては診療科や職位・キャリアステージを考慮した包括的な過重労働対策が重要であることが示唆された。

このような具体的な業務要因から生じる長時間勤務こそが勤務医の過労死等の要因となっていることを踏まえて、その防止対策がなされるべきです。

勤務医が壊れるか医療現場が壊れるか

現在の医療現場は、勤務医が長時間かつ精神的負荷の高い過重な勤務の下、心身の健康が「壊れる」リスクのある過重な勤務に就くことによって医療体制が辛うじて支えられているのが現状です。コロナ禍の下、医療関係者全体の問題としてそれがあぶり出されてきました。

一方、勤務医が、労基法が遵守され、適正な三六協定の下で勤務することになれば、国民の健康を支える医療の縮小が生じ、医療が「壊れる」リスクが生じてしまいます。

勤務医が「壊れる」か、医療が「壊れる」かの二律背反の問題はかねて論議されてきましたが、勤務医の「壊れる」リスクの解消がまったく蔑ろにされたままであることは、勤務医の時間外労働の上限規制の先送りからも明らかです。

コロナ禍に見舞われている現在、医療現場の人的な逼迫の状況があぶり出されています。厚労省や日本医師会、医療の現場の関係者が、勤務医、医療スタッフの長時間労働の解消と、過労死等を防止するための具体的な方策を議論し尽くすことが喫緊の課題となっています。

08

大学病院に転職して示された雇用条件は

尾形 明（大学病院勤務医、仮名）

大学医局に転職したら

どっぷりと臨床をしたかった私は、市中病院で臨床研修を行い、そのまま臨床を続け、気づけば妻子がいるアラフォーに入っていました。当初は充実していた臨床でしたが、後期研修を終えて数年経ってから自分の臨床に行き詰まりを感じるようになり、きちんとした研究スキルを身に付けることで壁を超えたい、とあがくようになりました。

そんな中で縁があって大学病院・医学部に席をもらえるという話をいただき、それまで所属していた市中病院を辞めて大学に転職することを決めました。妻子がいて住宅ローンも続いている中で、大学に転職すると収入がどうなるのかは心配でしたが、「常勤のポストを用意する」「割のいいバイトを用意する」、という約束から、最低限の金額は保障されているとの安心感があり、期待を胸に転職しました。

2週間目に示された「労働条件通知書兼同意書」には

前の病院を完全に退職し、大学で働きはじめて2週目に入ったある日、教授室に呼ばれました。そこで「労働条件通知書兼同意書」を初めて見せられ、署名をするように言われました。

そこには想像以上に厳しい条件が記されていました。日給約1万5000円。時給に換算すると約1600円、週給（週4日勤務）にして約6万円、月給で約25万円、年収で約300万円。昇給なし、賞与なし、退職金なし、と明記されていました。「非常勤職員」とも明記されていて、給与の単位は「日給」。怪我・病気で休んだら収入なしという契約でした。「常勤」の約束だったはずと確認すると、「常勤」だ、との返事。業務拘束時間は「常勤」だが、身分は「非常勤」ということでした。大学人の口約束とはこういうものか、と思ったものでした。

その給料・雇用条件で承諾するなら、医局が紹介する週1日（約8万円、年に50週として年400万円）を斡旋する、ただし、それ以外のアルバイト[*1]は禁止と言い渡されました。それまで個人的につながっていた好条件のアルバイトをすべて解約しなければなりません。以前からのバイトを一部だけでも続けたいと申し出ると、

＊1 医師のアルバイト：勤務している病院の収入で不足する分を補うために、夜間や休日に他の病院で当直や外来診察に当たること。

「みんなが守っているルールをひとりだけ破るの?」と一蹴されました。日本の法律は、従業員のプライベートタイムの活動を制限する副業禁止は法律違反とされていたはずですが、過労死予防の義務でも今どきの大学にはあるのかな、と解釈し指示に従うことにしました。そうすると年収は、労働できなくなれば収入がなくなる日雇労働の積み重ねでの約700万円の見込み。初めの説明のときから年収はぼんやりとしか聞いてはいませんでしたが、いろいろな説明から想定していた年収よりもずっと安い給料でした。

私自身はお金を使う趣味を持たないので、独り身であればこの収入でもよかっただろうなと思いながらも、住居ローンや子どもにお金がかかり、健康にも陰りが見えてきたアラフォー医師には、未来の見えない目の前がまっ暗になる条件がそこにあり、新しい環境にうきうきしていた気持ちは一気に冷めました。

「安心・安全」が求められる医療・医学に携わる自分は、自分の家族からは「安心・安全」を奪い「危険」に晒すのだ、太平洋戦争時のガダルカナルのような状況に家族を連れていけという命令に従わないといけないのだ、と落ち込んだものでした。一人の医者をそうした状況でしか雇用し得ない、日本の大学病院・医学部の仕組みの異常さも、改めて感じました。

教授たちはいくらもらっているのか?

大学病院の給料が安いからと言って、自分に入ってくるはずのお金が教授たちに掠め取られているのではない、ということはわかっていました。

国立大学の医学部教授を含めた職員の給料は文部科学省が公開しています。令和元年度の公開された各国立大学で支払われている給料[*2]のうち、医学科と看護学科しかない旭川医科大学のもの[*3]を確認してみました。

教授は51人いて、平均年齢57・1歳、大学から支給される平均年収は970万8000円です。准教授は827万8000円、講師は754万1000円、助教は656万3000円と公表されています。これに週1日分程度のアルバイトなどの収入（1日10万円弱、50週で500万円弱）が加わったとしても、病院勤務医の一般的な年収よりも安く、金融や不動産、製薬会社などの一定規模の企業の役職者よりもはるかに低い年収でしょう。

この報酬額は大学予算の中で決定されていることで、教授たちが操作できるものではありません。医局員の給料を上げたいと教授たちが願っても、調整することはできないのです。限られた予算の中で診療・教育・研究の質を上げるために人員を増やそうとすると、私の例のような給料の安い職員、無給医が必要になります。

海外と比較して、日本の大学医学部の給料が極めて安く、待遇も悪いことは明瞭

*2 各国立大学で支払われている給料：https://www.mext.go.jp/b_menu/houdou/2020/attach/1418442_00001.html

*3 旭川医科大学で支払われている給料：https://www.mext.go.jp/content/20200727-mxt_kouhou02-000009037_06.pdf

■表① 卒後7年目の医師の待遇 日米比較

	アルバート・アインシュタイン大	慈恵医大
年収	約2500万円	500万円程度
労働時間	週50時間	週80時間
待遇	個室、専属秘書	両者ともになし
当直	なし	あり
技術	腕に差はない	

読売新聞2007年5月4日付の記事より

です。慈恵医大に所属する7年目の医師の場合、給料はアメリカの同レベルの大学の5分の1、勤務時間も倍に近く、労働環境も悪いことが報告されています（表①）。

やりがい搾取?

医師の給料が日本よりはるかに高いアメリカですが、医学部に所属する教授を含めた教官が日本の10倍前後いることがわかっています。日本の大学病院・医学部は、圧倒的に貧弱な資本を土台にして、〈工夫と努力と根性〉で日々の業務（臨床・教育・研究）を何とか遂行していることが、これらの数字を挙げただけでもわかります（表②）。

医者、医学部教職員の給料は、元をたどれば国民が負担している社会保険料や税金から出ているものです。ですから医師を含

■表② 医学部内科教官数（2003年調査）

「ボストンに見るアメリカの医学・看護学・医療事情の現状（1）」

米国の大学（称号）	教授 Professor	準教授 Associated	助教授 Assistant	講師 Instructor	合計
日本の大学（称号）	教授	助教授	講師	助手	
京都大学	8	8	14	42	72
東京大学	9	6	18	83	116
佐賀医科大学	5	4	5	23	37
旭川医科大学	3	2	7	18	30
ハーバード大学	93	232	420	735	1480
ジョンズ・ホプキンス大学	66	53	141	166	426
ミシガン大学	58	46	61	120	285

2011.10.30　済生会栗橋病院　本田 宏　医療制度研究会

む医療スタッフの給料レベルは、患者を含めた国民が決めて、同意していると考えても間違いではない、と個人的には思っています。

医者に対する市民の評価を耳にすると、医者にも家族がいる、ということが意識されていないな、と感じることがあります。「給料なんて考えないで患者に尽くすことが素晴らしいのだ」と、医師同士で言い合う分には了解する余地があるのですが、とりわけ患者さんから言われると、悲しくなります。医者も人間であり、家族を守るためには、安定した収入が必要であることは言うまでもありません。

大学病院・医学部は、病気と闘う治療法を考え出す「最後の砦」という役割を社会的に付与されている場所です。また「未来の医師を育てる場所」でもあります。大学病院・医学部に入り、その社会的役割を支える人材になろうとすると、医療分野以外で働く同期の人たちよりもずっと安い収入になり、自分の家族の生活や経済的な保障を犠牲にしなくてはならないのが、日本の大学病院・医学部の実態なのです。

経済的な犠牲を家族に強いることに耐えられず、民間病院に転職して医師として人々の生命・生活を支えるならまだしも、昨今は製薬企業やIT業界、医療機器メーカーなど、より多く稼ぐことが可能な他の業界に転職する医師も目立ちます。

大学病院・医学部に人材を集める仕組みの一つに、一昔前は「医学博士」がなければ医師として能力不十分とされ、市中病院でも部長以上のポストには就けないなどの習慣がありました。しかし昨今、医学博士の称号に意義を感じる人も組織も減ったため、「医学博士」に替わって「専門医」[*4]がクローズアップされています。医学博士にしろ専門医という認定にしろ、「馬の鼻先にぶら下げるニンジン」で人材を確保してきたのが日本の大学病院・医学部でした。しかし情報化が進んだ現在、大学病院・医学部の世界を離れさえすれば、薄給と長時間労働から逃れることができるという事実が知れわたることで、大学病院・医学部の人材確保システムは破綻しかけています。

患者の命を救う、優秀な医者を育ててより多くの人を救う、医学研究で新しい事実を見つけてより多くの患者を救済する、というやりがいが医療にはあり、大学病

*4 **専門医**：各診療領域において適切な教育を受け、十分な専門知識と診療態度を習得した医師のこと。

院・医学部はそのやりがいがとりわけ強い場所です。

しかし「貧すれば鈍する」と言われます。やりがいだけでは、家族を伴って生活することはできませんし、家族の生活や気持ちを豊かにすることのできない収入レベルは、臨床や研究への意欲を鈍らせこそすれ、安定した活動を保障するものではありません。

将来の医学を研究を通して創り出し、これからの医学界を担う医療者を教育し、先端医学で国民の健康を守る最後の砦である大学病院・医学部に優秀な人材が集まるか否かは、日本の国力に直結することであり、最終的には国民が選択することでしょうが、現在の大学職員の収入は、優秀な人材が集まるための大きな障壁になっている実態は、さきほどのアメリカの例を出すまでもなく、もっと認識されるべき問題だと思います。

日本の価値を高める未来を創ることができるような優秀な人材は、日本以外の国でも十分活躍の場を得られます。大学病院・医学部に限らず、薄給、過酷な雇用条件が原因で優秀な人材が海外に出ていってしまうことで、日本の学術研究、技術開発が低迷し、やがて文化的にも後進国になっていく、その現象の象徴のような存在が、〈無給医という不思議な存在〉が現れる日本の異常な構造だと感じています。

09 歯科医療を蘇らせるために何が必要か？

宮沢裕夫（長野県保険医協会会長）

歯科の対総医療費シェアは約7％と極小

新型コロナウイルス感染拡大の影響が直撃し、大幅な診療収入減によって、多くの歯科医療機関は苦境に追い込まれています。

そもそも、公的歯科医療費の総医療費に占めるシェアは、２０１９年度の43兆７１０億円の内、２兆９００３億円（６・７％）という極小の枠の中に押し込められています。[*1] 医師・歯科医師の約３割を占める歯科医師への不当に低い歯科医療費の総額は、歯科医療機関の経営、歯科技工士、歯科衛生士の経済的困難や雇用環境の維持・改善にとって大きな障害になっています。

コロナ禍で経営の見通しが不透明な中で、通常以上のコストをかけて感染防止対

＊1：歯科医業経営実態調査の集計と分析（２０１８年10月調査、２０１９年３月公益法人日本歯科医師会　日本歯科総合研究機構）

策を行っていますが、地域の歯科医療は経営の危機に瀕しています。

「少子高齢社会」が進行する中で、口腔の健康の維持・増進の重要性が飛躍的に高まっていますが、歯科医療費の「総枠拡大」が実現しないままです。こうした事態が歯科医療機関の労働環境の劣悪化を助長し、歯科医療の質を担保する上でのマイナス要因になっています。

歯科医療の特殊性

近年、口腔の状態が全身の健康に与える影響が明らかにされていますが、遺憾ながら歯科医療が「健康の指標」として考慮されることは比較的少ないと言わざるを得ません。従来から、歯科医療はむし歯の治療を中心に展開されてきました。口腔は開放性器官であることから、他の身体諸器官に比べ形態、機能的な特異性を有し、最終局面ではリハビリテーションを指向することから、保存治療、補綴治療などの理工学的な要素がすべてであるかのような理解がされてきました。

疾患に対する予防や治療の基本的な考えが医科領域と異なるという「歯科の特殊性」を強調するあまり、全身の健康を維持・増進するための歯科治療というアプローチが軽視されたまま現在に至っていることは否めません。

「健やかさ」を求める現在の医療においては，歯科の特殊性を活かして他の医療分野と連携する必要があります。歯科治療は多面性を持ち、医学・医療分野では「外科」の範疇に入り、その処置は手術と同じ意味を持ちます。また、口腔の代表的な疾患とされるむし歯、歯周疾患などは生活習慣病と考えられ、ヘルスプロモーションを行う上でオーラルヘルスの管理は不可欠で、「内科」的な側面を有しています。

低医療費政策の中で作られた歯科医師「過剰」

現在、日本の歯科医師は「過剰」と言われています。歯科医院の数は全国で6万8500件（2018年）あり、比較することに意味はないものの、全国のコンビニエンスストアよりも多いとされ話題となりました。歯科医師は10万4908人（2019年）で、今後も増加することが予想されています（厚生労働省）。

1990年以降、歯科における国民医療費は、総医療費の7%程度で推移しています（図①）。その間に歯科医師数は7.5万人（1990年）から現在は10万人を越え、厚生労働省の試算では、2025年には2万4000人が過剰になるとされています。*2

歯科医師が「過剰」になった一方で、家庭教育、学校教育などの成果として歯

＊2：2018年医師・歯科医師・薬剤師統計の概況 https://www.mhlw.go.jp/toukei/saikin/hw/ishi/18/index.html

■図① 国民医療費における歯科医療費の割合（推移）

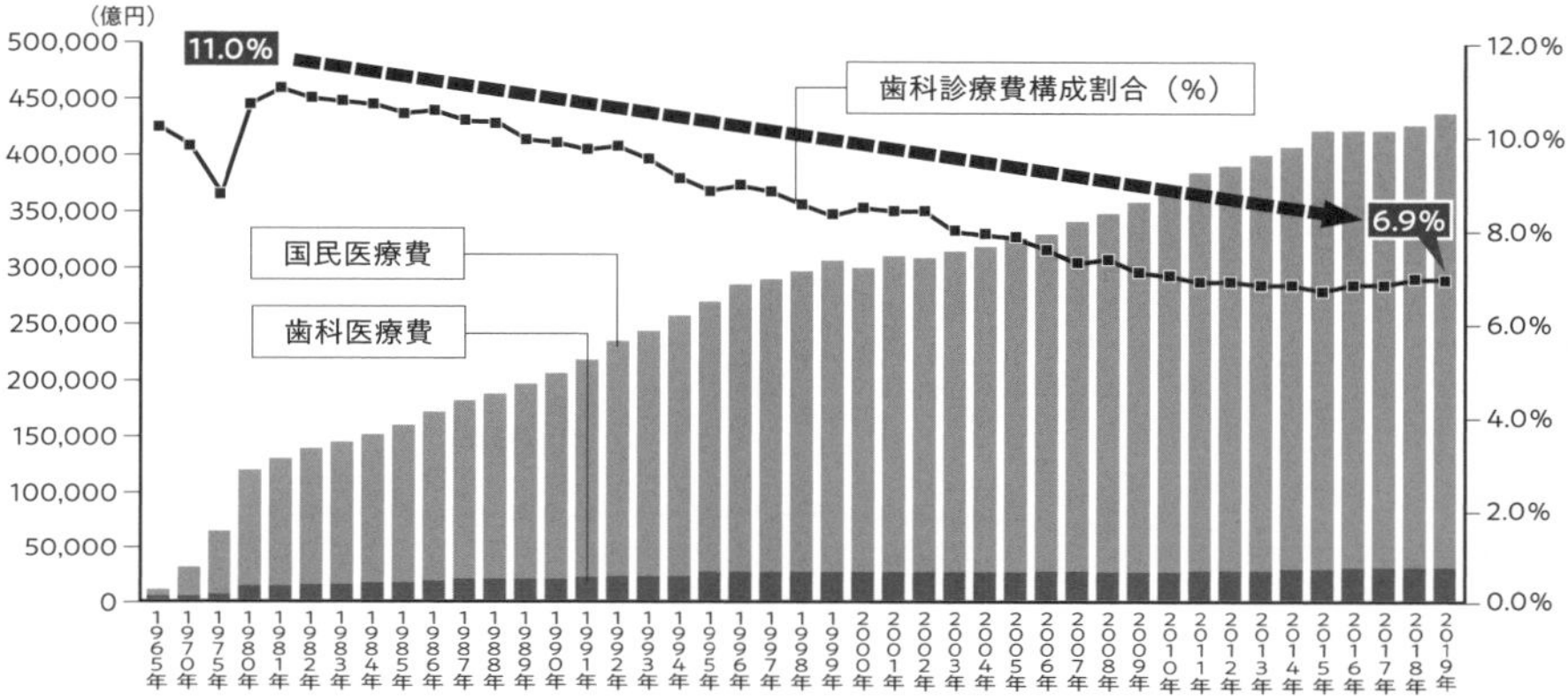

＊平成30年度国民医療費の概況（厚生労働省）を基に保団連が作成

磨きが生活習慣として定着し、食生活の改善と相まってむし歯が激減し、歯科の受診患者が減少し続けています。

その結果、歯科医院間での競争が激しくなり、とりわけ都市部は競争が熾烈で、多くの歯科医院・診療所が経営難によって閉院に追い込まれる状況もみられます。歯科診療所の「二極化」が広がり、「歯科医療危機」は深刻化しています。

歯科医師数の増加は、1歯科医院当たりの患者数が減ることを意味しますが、経営維持のためには収入を減らすわけにはいきません。「患者単価」を上げるか、診療時間を延長して、早朝、夜間の患者確保が必要となります。

全国的に見た1歯科医院当たりの1日の平均患者数は、個人医院18～21

■図②　歯科医師数の年次推移

各年12月31日現在

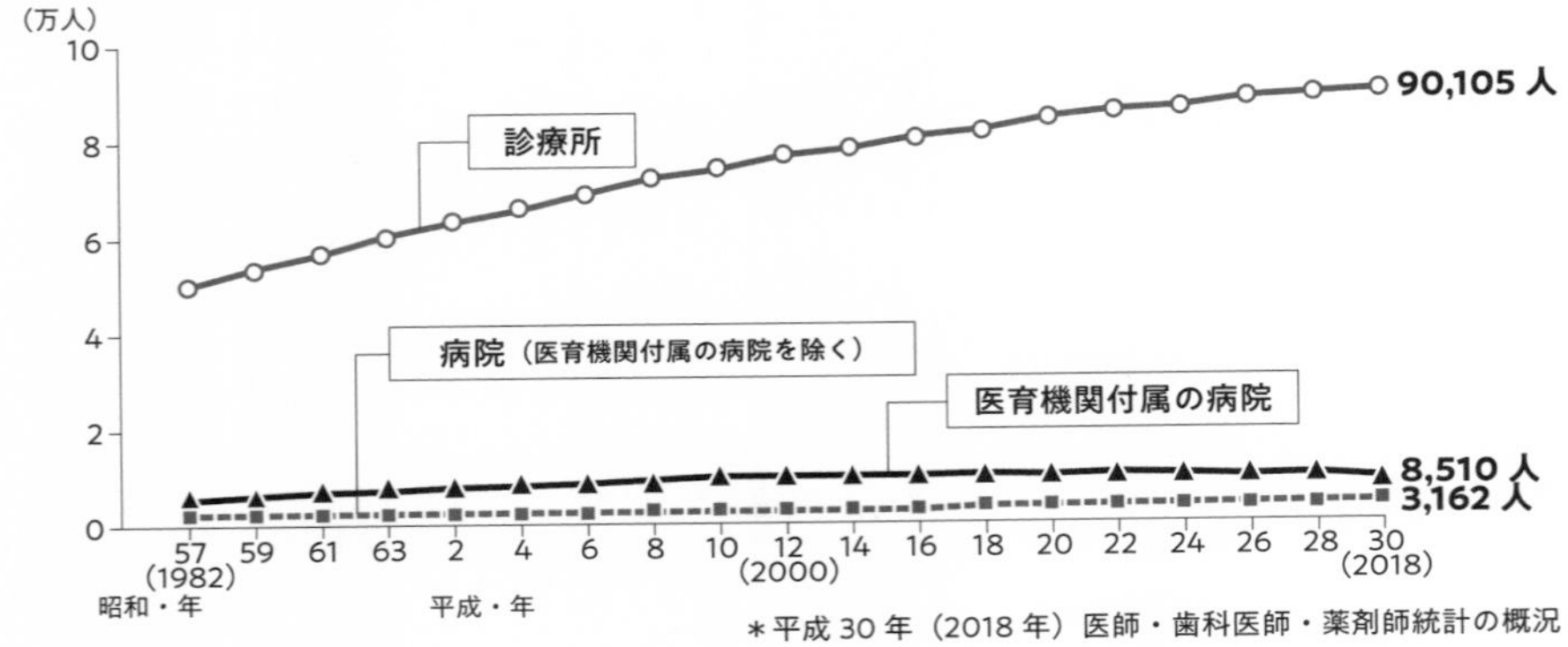

＊平成30年（2018年）医師・歯科医師・薬剤師統計の概況

人、医療法人30～35人になっていて、歯科医師1人当たりの1日の平均患者数[*3]は、19・1人[*4]とされています。

歯科医師の間にも、「歯科医師の数が減ることで収入増に結び付く」という短絡的な意見もありますが、低医療費政策が続く限り、歯科医師の数が減少しても、低診療報酬を患者数の増加によって補填することは変わらず、過重・長時間労働を受け入れることにほかなりません。

＊3 歯科医師1人当たりの1日の平均患者数：2019年日本歯科総合研究機構

＊4：2019年医療施設（動態）調査・病院報告の概況（https://www.mhlw.go.jp/toukei/saikin/hw/iryosd/19/）

歯科医師は「養成過剰」で、医師は養成不足で医療崩壊

1970年、当時の厚生省（現・厚生労働省）は歯科需要の急増を予測して、「1985年までに人口10万対歯科医師数を50人にする」という目標を

設定しました。しかし１９８０年、この目標は達成されました。

１９８４年には、将来の歯科医師の需給問題に対して「歯科医師需給に関する検討委員会」を設置し、この時点での歯科医師の需給バランスの推計から、２０２５年には人口10万対で需要が86人、供給が１０３人となり、当面の措置として１９９５年を目途に、新規参入の20％削減を提案する「中間報告」を厚生大臣に提出しました。[*5] 厚生労働省によれば、当時の推計で、現状の歯科医師数を維持するには毎年１２００人の歯科医師国家試験合格者で充足するとしていますが、実際はここ数年２０００人程度で推移し、「供給過剰」は、今後も改善しないと推測されています。

２００６年、厚生労働、文部科学の大臣が歯科医師「供給過剰」への対応として、入学定員削減と歯科医師国家試験の合格基準の引き上げを「確約」していますが、私立歯科大学（歯学部）では２０１０年の入学定員１８９１人に対し４０２人（21・３％）の定員割れを起こすほど歯科医師を目指そうとする学生が減少しました。現状の歯学部定員は１８００人前後で推移し、改善はみられるものの、未だ数校の定員割れ、入試倍率１倍台前半の大学が多数を占める状況が続いています。

冒頭で触れましたが、歯科医師が10万４９０８人（２０１９年）[*6] おり、今後も増加することが予想されるのは、歯科医師需給推計の誤り、歯学部新設と歯学部定員増と、低医療費政策によって作り出された「過剰」と考えています。

最近まで、歯科医療を再建するためには、歯科医の供給数の抑制、歯科医療への

＊５：歯科医師の資質向上等に関する検討会（資料２０１６年11月25日）

＊６：第４３２回中央社会保険医療協議会 総会（２０１９年11月13日、https://www.mhlw.go.jp/stf/shingi2/0000212500_00047.html）

ニーズの掘り起こしが重要と考えられてきましたが、現在ではマスコミによる「過剰」論に基づく「ワーキングプア」などの根拠なきネガティブキャンペーンに起因する卒後の職業不安による人材不足など、「質の低下」という深刻な問題へと変質しています。

ごく簡単な対比で表現するならば、医科では卒後研修医制度[*7]の導入、業務量の増大、地域偏在などの問題を抱え、医師の絶対数の不足の解消が課題になっていますが、歯科医師では低医療費政策によって作り出された相対的な「過剰」によって、労働強化と医療崩壊が起こっています。

＊7 卒後研修制度：歯科の場合、歯科医師が、歯科医師としての人格をかん養し、将来専門とする分野にかかわらず、歯科医学及び歯科医療の果たすべき社会的役割を意識しつつ、一般的な診療において頻繁にかかわる負傷又は疾病に適切に対応できるよう、基本的な診療能力を身に付けることのできるように２００６年以降の歯科医師免許取得者を対象に開始された。（厚生労働省 歯科医師臨床研修制度の概要 https://www.mhlw.go.jp/stf/seisakunitsuite/bunya/kenkou_iryou/iryou/shikarinsyo/gaiyou/index.html）

「バラ色の人生」は約束されていない

「歯科医療の特殊性」として、義歯などの物づくり、治療技術などを「丁稚奉公」的に体得するという体質があります。その時期を過ぎれば、その後は「バラ色の人生」が約束されていると言われ、それを不思議とも思わない認識が通用してきていました。こうした歯科医師・医療の「体質」が「過重・長時間労働」を助長する一因になってきました。

歯科医師の多くは、開業医として存在しています。医院運営は経営者であり、同時に従業者である本人が担う経営形態で、低医療費政策の下ではスタッフの雇用も

■図③　診療報酬確定件数（歯科）

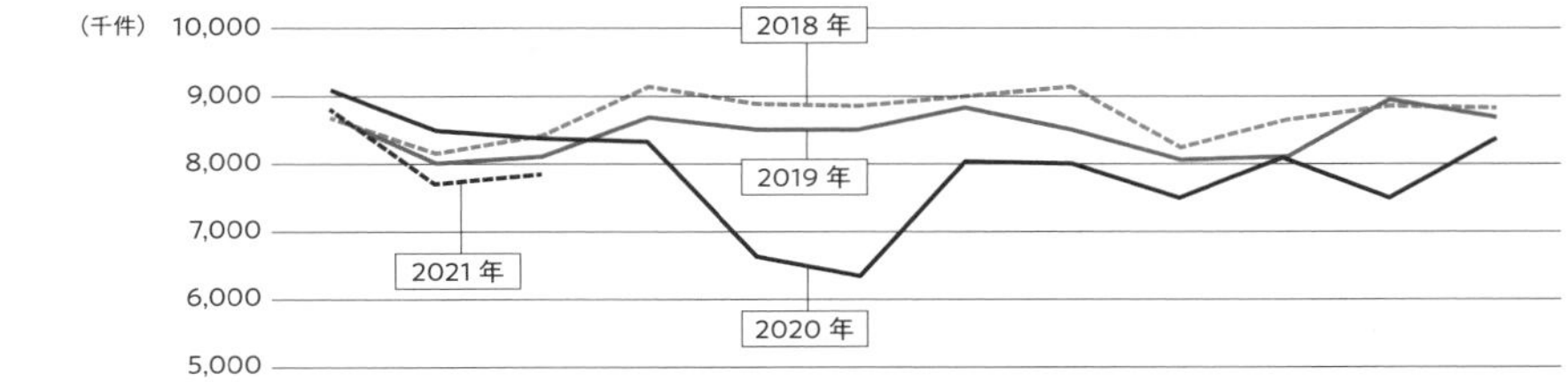

	1月	2月	3月	4月	5月	6月	7月	8月	9月	10月	11月	12月
2018年	8,753	8,043	8,132	8,805	8,578	8,681	8,876	8,597	8,165	8,167	8,966	8,737
2019年	8,824	8,250	8,506	9,169	8,979	8,883	9,074	9,144	8,338	8,665	8,891	8,920
2020年	9,120	8,579	8,450	8,418	6,689	6,402	8,117	8,084	7,594	8,157	7,594	8,444
2021年	8,750	7,756	7,924									

出典：社会保険診療報酬支払基金「統計月報」

かなわず、過重・長時間労働の本人による「ワンオペ」診療が強いられています。

　神奈川県保険医協会の実態調査では、実際の診療時間に「診療関連・経営労働」が加わり、週65時間以上とされる過労死ラインに4分の1の歯科医が置かれ、「週90時間以上」が4・3%もいました。午後7時以降の夜間診療が6割と長時間労働が常態化しており、医科以上に過酷な労働状況にあることが浮き彫りになっています。

　患者も仕事、学校を休んで歯科を受診するという習慣がなく、そのため診療の夜間までの延長や、休日・祝日の診療を設け、月の休日が1日以下という歯科医師が3割にも上っていました。

　その一方で、経営の原資となる診療報酬は過去20年間、実質的に大幅な減少になっています。直近の厚労省調査（医療経済実態調査）でも損益率のマイナス（赤字）が恒常化し、損益率悪化（経営悪化）が約半数とされており、低診療報酬で経営基盤が弱体化しています。加えて、コロナ禍での歯科診療への影響は、1回目の緊急事態時に「不要不急」の受診を控えるとした事務連絡（厚労省）により、急激な患者減少が起こっています。

このような歯科医療機関の経営不振の原因に、歯科医療費の抑制・低額報酬が歯科医療の労働性を否定しているという構造があることは否定出来ません。

診療範囲の保険適用拡大と医療費の総枠拡大こそが必要

近年では社会の高齢化と医療研究によって、口腔と全身の関係性が見直され、歯科医療は単に歯とその周辺組織の病変にとどまらず、幅広い口腔領域の疾患を対象とする歯科医療へと進化しつつあります。「食の喜び」を享受する咬合・摂食・嚥下、歯周病と糖尿病の関連、口腔の健康と認知症など、歯科医療の果たす役割は拡大しています。これらの歯科医療の課題を果たすためには労働環境の改善が不可欠です。

そのためには、診療範囲の保険適用拡大と医療費の総枠拡大こそが早急に求められるのです。

10 医師の働き方改革は大きな誤算

植山直人（全国医師ユニオン代表）

医師の過重労働は例外？

厚労省によれば、「働き方改革の目指すもの」として次のような説明がなされています。

「日本が直面する『少子高齢化に伴う生産年齢人口の減少』、『働く方々のニーズの多様化』などの課題に対応するため（中略）、働く人一人ひとりがより良い将来の展望を持てるようにすることを目指します。[*1]」

また、労働時間法制の見直しを行うとして「働き過ぎを防ぐことで、働く方々の健康を守り、多様な『ワーク・ライフ・バランス』を実現できるようにします。」とも述べています。

これらの「目指すもの」を掲げる背景には、現在の日本人の働き方が子どもを産

＊1：厚生労働省パンフレット「働き方改革関連法のあらまし」（2020年）より

み育てることを困難にしているとの認識があり、さらに過労死やメンタル不調者の増加は放置できないとの認識もあるのではないでしょうか。

一方、厚労省が2016年に行った勤務医の労働に関する調査では、病院勤務医の約4割（8万人）が過労死ラインを超え、そのうちの約1割（2万人）が過労死ラインの2倍を超え、さらに1・6％（3200人）の医師は過労死ラインの3倍も働いている実態が明らかになりました。

しかもほとんどの医療機関がこうした長時間労働を把握せずに、偽りの労働時間によって賃金を支払っていました。当然、この行為は労基法違反です。

この調査結果はさすがに厚労省にとって大きな誤算だったでしょう。90年代末から医師の過労死裁判が数多く起こされ、医師が長時間労働を強いられていることは知られていました。しかし、病院勤務医の4割が過労死ラインを超えて働いているとなると、違法状態の下で日本の医療が成り立っていることになります。

この現実に直面した厚労省は、あろうことか、医師に限って過労死ラインの2倍働くことを認める例外を作り出して、違法状態を合法化する政策を取ろうとしています。

医師の過労死数

医師の過労死数に関するデータは存在しませんが、ここで一定の推論を立ててみましょう。以前、年間の医師の自殺者数が約80名と公表されたことがありました。これを基に推計[*2]すると、全医師の7割が病院勤務医（20万人）と考えても、そのうちの4割が過労死ラインを超えて働いていれば、年間22人の勤務医が過労死ラインを超えて自死している可能性があります。

この数字は、不明確な自死医師数を基にした推計ですが、過労死ラインを2倍、3倍を超えて働いている実数の多さを考えれば、十分あり得ることです。もし年間63人、仮に毎週1人の医師が過労死しているとすれば、〈緊急事態〉であり、1日も早く改善する必要があります。

＊2 年間の医師の過労死数の推計：80人×0・7（7割が勤務医）×0・4（4割が過労死ライン越え）＝22・4人。また、日本医労連などが調査した2006年の過労死の労災認定結果では、病死が59％、過労自死35％、過労事故死6％だった。過労死のうち35％が自死、これが22人であったと仮定すれば、過労死全体は22人×100／35＝62・8人。以上のことから年間63人の勤務医が過労死ラインを超えて亡くなっている（病死37人、過労自死22人、過労による交通事故死4人）ことが推測される。

過労と医療の安全性は直結している

日本外科学会の調査によれば、「医療事故・インシデント（ヒヤリ・ハット）」について、何が原因と考えるかを聞いたところ、「過労・多忙」が81・3％という深刻な結果が出ています。

人間は目覚めてから16時間を超えると注意力が急激に低下します。このため日本でも安全確保の点から、トラック運転手の1日の拘束は休憩や手待ち時間も含めて13時間（例外でも16時間）以内と労働基準局が定めています。これを破れば過労運転として、運転者本人だけでなく、事業主や運転管理者も3年以下の懲役または

50万円以下の罰金が課せられる可能性があります。航空機のパイロットはさらに厳しい基準が採用されています。これらは安全性を確保するために必要なルールです。

しかし、安全性の視点からの医師の長時間労働の規制はまったくありません。

医師数抑制政策と医師の過重労働

日本の単位人口当たりの医師数は先進国中最低です（図①）。現在、日本には約32万7０００人（２０１８年）の医師がいますが、ＯＥＣＤ平均のレベルまで引き上げるには約14万人の増員が必要です。

この先進国中最低の医師不足の状態が、医師の過重労働を生んでいることは明らかです。しかし、この医師不足は自然に起きたことではありません。１９６０年頃の人口当たりの医師数は、日本もヨーロッパ諸国とあまり変わりありませんでしたが、国は医療費を抑制することを目的に１９７２年と97年に医師養成数を抑制する閣議決定*3を行いました。この閣議決定は世界の趨勢とは明らかに離反したものでした。

世界では、医学の進歩と人々の医療に対する要求が高まったことなどから、医師は増え続けています。日本でもこの55年間で東京都の救急車の出動件数は８倍に増え、ある国立大学では、この20年間で手術数が２倍に増えています。このように社会の医療に対する要求は拡大し続けているのです。

***3 医師養成数を抑制する閣議決定**：１９７２年と97年、国は医療費を抑制することを打ち出した。

■図① OECD最低の医師養成数

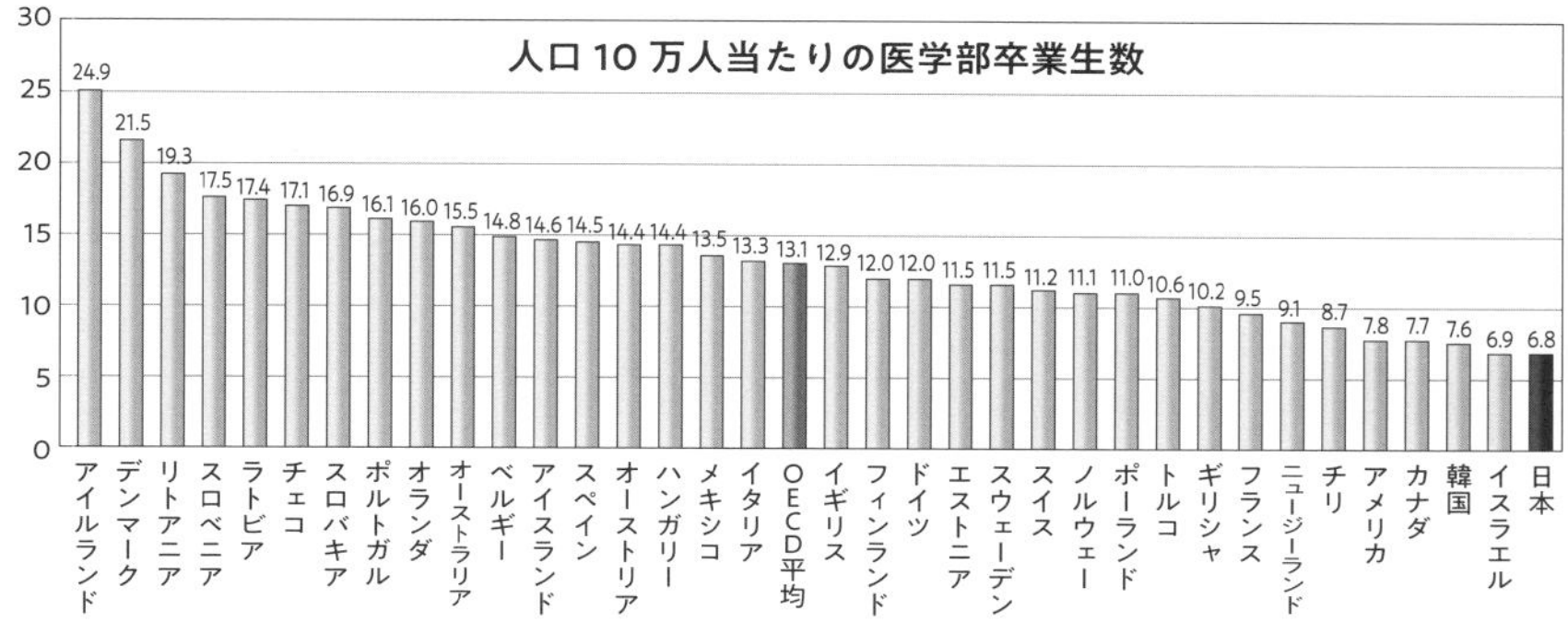

＊出典：図表でみる世界の保健医療　OECDインディケータ（2019年版）

こうした事態に対して、国は医師の数を抑制することで過重労働を医師に押し付ける医療政策を選択してきました。実態を調べることもなく違法労働を放置してきたことが、医師の長時間労働がないことにされ、長時間労働が常態化してきた元凶です。このことが医師の過労死や精神障害、さまざまなレベルの「医療事故・インシデント（ヒヤリ・ハット）」、医学部入学試験での女性差別などの背景にあるのです。

医師の数を抑制するための世論操作

国は医師不足を認めることなく、医師の偏在に問題があるとしています。一般的に過疎地で医師が不足しており、大都市では医師が余っていると考えられていますが、東京や大阪などにおいても人口当たりの医師数はＯＥＣＤ平均以下です。

また、大学や高度医療機関に多くの医師がいることが問題と考えられがちですが、大学や高度医療機関の医師がもっとも長時間働いていることが明らかになっています。医師の過重労働は絶対的な医師不足によって起きており、安易な偏在解消策[*4]は自治体による医師の奪い合いを煽ることになります。

国は、医師数の抑制政策を導入するにあたって、手を替え品を替え世論操作を行ってきました。

①１９７０年代には、「医療費亡国論」と言って、医療費が増えると国が亡ぶというキャンペーンを行っています。

②１９９５年には、２０２５年には医療費の将来推計が１４１兆円になるという数字を公表して、医療費抑制のキャンペーンを行い、医師数の抑制策を強行しました。25年の医療費は実際には40数兆円程度でしょう。世論操作のための悪質な医療費推計と言わざるを得ません（ちなみに19年度の概算医療費は43兆６０００億円）。

③現在では、人口減少論が利用されています。２０６０年には日本の人口は８０００万人台にまで減少するとの推計が〈既成事実〉として前提にされ、医師・看護師の削減が行われようとしています。内閣府の「選択する未来」

委員会報告では、「現状のまま何もしない場合、人口急減・超高齢化が招来する」としていますが、「人口急減・超高齢化を克服し、人口が50年後においても1億人程度の規模を有し、将来的に安定した人口構造を保持することを目指すべきである」と報告しているのです。

厚労省の医師数抑制の政策は、「現状のまま何もしない場合」の人口減少を前提とした政策で、国民に対する背任行為ともいえるでしょう。

こうした国による医師数の抑制キャンペーンに加えて、日本医師会が医師数抑制を主張していることも大きな問題です。[*4] 日本医師会は日本の医師の半数を超える会員を持つ団体ですが、執行部に勤務医がほとんどいないため、勤務医の声が反映されず、医師会の主張・政策には開業医の意見が強く反映されます。

開業医にとっては、経営上競合する医師は少ない方が良いため、医師の増加は歓迎されません。国民にとっては医師不足が困り、医師過剰で困ることはありませんが、開業医にとっては医師不足よりも医師過剰の方が困ることになります。ここに大きな矛盾が生じているのです。医師会は医師数削減を主張していますが、勤務医の多くは医師増員を求めているのです。[*5]

日本の医療を守るために必要なことは、医師の過重労働を容認することではなく医師数をOECD平均並みに増やすことです。

＊4 医師会が医師数抑制を求めている資料：「医師の地域・診療科偏在解消の緊急提言」２０１５年、9ページに「早急に定員削減を行なうことを提言する」、10ページに「新たな医学部設置を認めることはできない」（厚労省　医師の地域・診療科偏在解消の緊急提言─求められているのは医学部新設ではない─　https://www.mhlw.go.jp/file/05-Shingikai-10801000-Iseikyoku-Soumuka/0000111912.pdf）

＊5 勤務医が医師増員を求めている資料：「勤務医労働実態調査」（２０１７年、全国医師ユニオン『ドクターズ・ユニオンニュースNo.23 ２０１８年２月20日号』29ページグラフ・医師数を大幅に増やす32・1%　ある程度増やす54・1%（https://doctor-work.com/wp-content/uploads/2019/08/6427490 5deab93357ccfe6fd570447dd.pdf）

第3章

医療を再生するために

11 産科が労働環境改善のために実行してきたこと

中井章人（日本医科大学産婦人科教授、日本医科大学多摩永山病院院長）

医師の〈働き方改革〉が始まる

２０１７年、医師の〈働き方改革〉の検討が始まりました。厚生労働省は、時間外労働の上限水準を「年９６０時間（いわゆるA水準）、暫定特例１８６０時間（いわゆるB水準やC水準）」とし、連続勤務時間制限（28時間）・勤務間インターバル制度（９時間）を設けることなどを取りまとめ、現在、必要な法令改正などの作業が進行しています。

遅くとも２０２４年までには、勤務間インターバル９時間の確保や代償休息のセット導入の義務化などの日程が示されています。

産婦人科の現状を一言で表すと、医師数の増加は停滞し、医師不足と地域偏在が同時に進行しています。分娩の取り扱いは、周産期母子医療センターと診療所へと二極化しています。現状の産婦人科医療供給体制（図①参照）を保ちながら、上記のような〈働き方改革〉を実現していくことは極めて困難な課題と言わざるを得ません。

分娩を取り扱う施設の減少が著明

現在、分娩を取り扱う産科施設は、その機能と役割によって、周産期母子医療センター（総合周産期母子医療センターと地域周産期母子医療センター）、一般病院、診療所（有床）に大別され、それぞれ、三次、二次、一次医療を担っています。

日本産婦人科医会が毎年行っている全国調査（施設情報調査２０２０年：回答率98・４％）によると、産婦人科施設の数は、過去14年間で15％減少し（２００６年：５９４６施設、２０２０年：５０７４施設）、とりわけ分娩を取り扱う一般病院と診療所の減少が著明になっていました。

一方で、全施設の常勤医師数は14年間で18％増加し（２００６年：１万０００８名、２０２０年：１万１８４６名）、周産期母子医療センターでは2倍以上になっています。しかし、この増加を捉えて医師不足が解消したとは言えず、医師不足と地域偏在は依然大きな問題です（図①）。

全国の取扱分娩数は14％減少しましたが（２００６年：１００万件、２０２０年、86万件）、この間、診療所が変わらず約半数の分娩を取り扱っています。一方、

■図① 産婦人科施設と医師数の年次推移

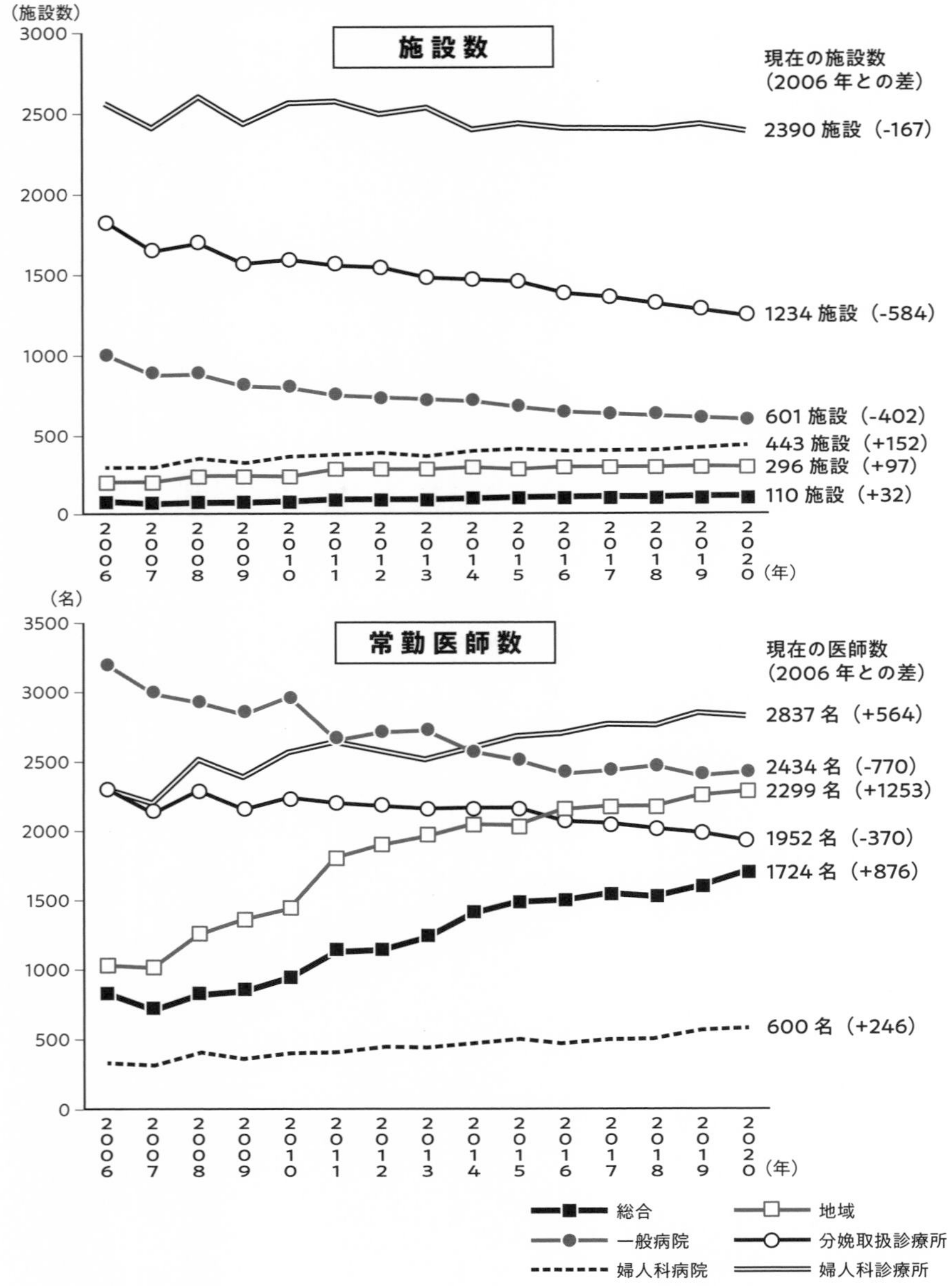

(施設数)
施設数
現在の施設数
(2006年との差)
2390施設 (-167)
1234施設 (-584)
601施設 (-402)
443施設 (+152)
296施設 (+97)
110施設 (+32)
3000
2500
2000
1500
1000
500
0
2006 2007 2008 2009 2010 2011 2012 2013 2014 2015 2016 2017 2018 2019 2020 (年)
(名)
常勤医師数
現在の医師数
(2006年との差)
2837名 (+564)
2434名 (-770)
2299名 (+1253)
1952名 (-370)
1724名 (+876)
600名 (+246)
3500
3000
2500
2000
1500
1000
500
0
2006 2007 2008 2009 2010 2011 2012 2013 2014 2015 2016 2017 2018 2019 2020 (年)
総合
地域
一般病院
分娩取扱診療所
婦人科病院
婦人科診療所

病院施設では、一般病院での分娩数が約10万件減少し、周産期母子医療センターへの集約化が進んでいます。

女性産科医師が半数以上を占める

近年の産婦人科の特徴の一つは、女性医師の急速な増加です。現在、55歳以下では女性医師が半数以上を占めます（図②）。この急激な構造変化は、産婦人科領域に大きな影響を及ぼしてきました。

女性医師の急増が始まった20年前には、出産・育児に伴う休業や短時間勤務は、多くの現場では受け入れがたい要求でした。しかし、女性医師の急増が、産婦人科領域に他の診療科とは異なる先進的な取り組みをもたらしたのです。

女性医師の就労を保障する環境づくりの基本となった考え方は、出産・育児にかかわる女性医師を支援するには、男性医師あるいは子育てに関わっていない女性医師への支援も、同時になされなければならないというものでした。

現在、〈働き方改革〉で提唱されている当直明けの勤務緩和やタスクシフティングの一端となる助産師による外来の診察や、院内助産システム、[*1]セミオープンシステム[*2]などが、15年以上前から積極的に導入されてきました。現在では80％以上の施設で、育児支援として育児中の当直免除や緩和が行われ、分娩取扱病院の75％に院

＊1 助産師による外来の診察や、院内助産システム：日本産婦人科医会．働き方改革と産婦人科医療―地域医療供給体制と就労環境改善は両立するか？（第148回記者懇談会，https://www.jaog.or.jp/wp/wp-content/uploads/2021/01/e679546868b8bdaaf4e7dbf86191 2b090-1.pdf）

＊2 セミオープンシステム：中井章人、海野信也、全国産婦人科医師の勤務実態に関する研究 日本産科婦人科学会医療改革委員会・日本産婦人科医会勤務医部会共同調査。日本周産期・新生児医学会雑誌50（4）：1281-1288．2015．

■図② 日本産科婦人科学会学会員の年齢別・男女別・施設別分布

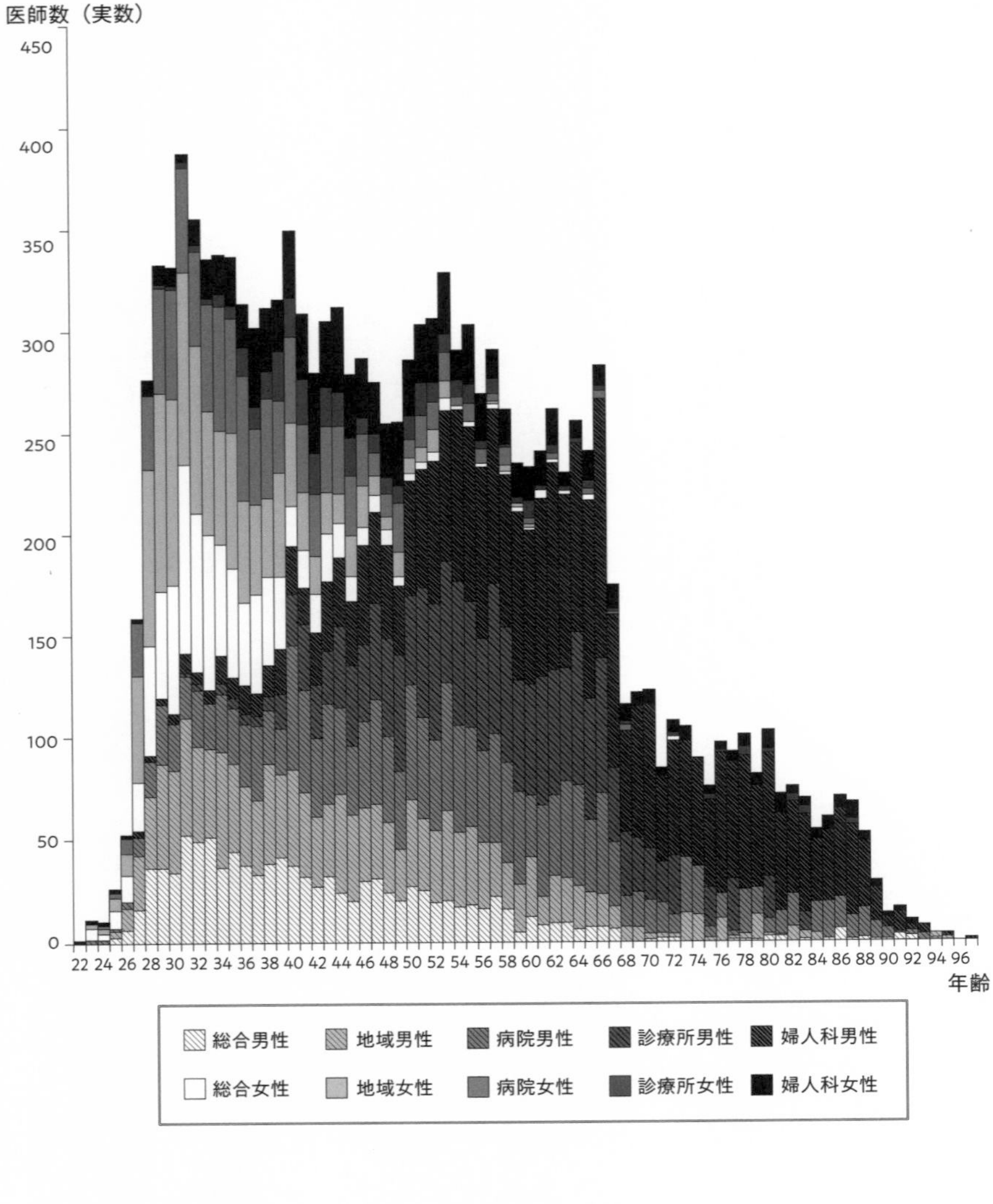

内保育所が設置されています。

しかし、若手の半数以上を占める女性医師の将来的なキャリアパスは未知数です。図②に示すように、男性、女性を問わず多くの産婦人科医師は、周産期母子医療センターでキャリアをスタートしています。その後、男性医師は分娩を取り扱う一般病院、分娩取り扱い診療所、婦人科施設へと年齢の上昇とともに移動していきます。このキャリアパスこそが、従来から産科医療供給体制を支えてきた原動力ですが、女性医師の大多数はまだ若く、今後、男性同様のキャリアを積んでいくかどうか予測がつかず、医療供給体制が大きく変化していく可能性も残されています。

時間外在院時間は、年間2000時間を越える

前述の日本産婦人科医会調査では、全施設における在院時間も調査しています。施設ごとの年間の時間外在院時間をみましょう。

分娩取扱施設では、時間外在院時間が、平均でA水準（960時間）を超えています。

病院施設では、三次医療を担う総合周産期母子医療センターの在院時間がもっとも長くなっています。周産期母子医療センターでは、連携B、B水準（1860時間）が認められる可能性があり、またある程度医師数が確保されているため、当直明けの

■図③　時間外の在院時間の推移

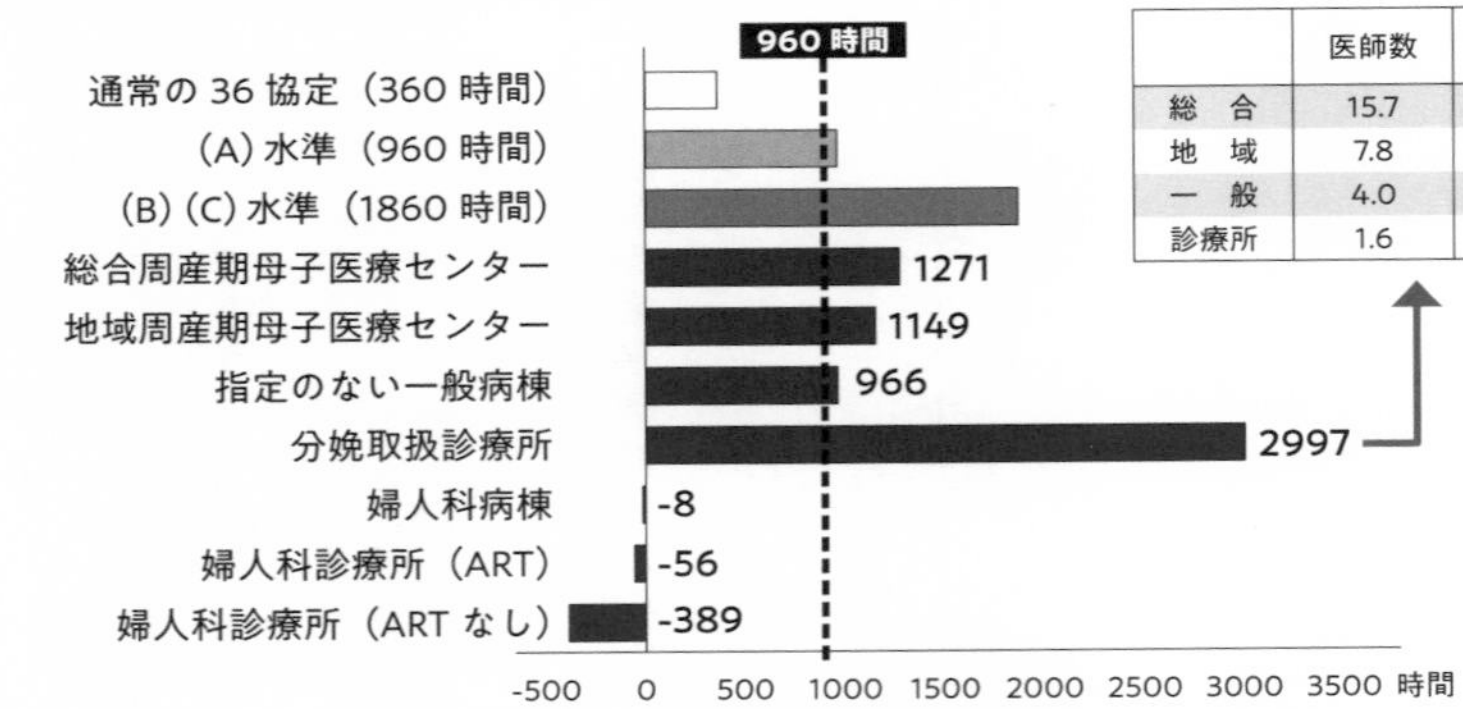

	医師数	在院時間／週	当直回数／月
総　合	15.7	51.8	5.10
地　域	7.8	49.7	5.05
一　般	4.0	45.7	5.14
診療所	1.6	46.4	15.60

＊時間外在院時間：法定労働時間より月の在院時間を198時間とし、当直回数と当直を除く在院時間より算出

勤務緩和や変形労働時間制の導入などによって在院時間が短縮できる可能性があります。

分娩取扱診療所では、医師数が不足しているために当直回数が病院施設の3倍に及び、在院時間が長時間になっています。

一方、婦人科施設ではART（高度生殖補助医療）実施の有無によらず、概ね適正な在院時間になっていました。

ただし、多くの医師が兼業（他施設での勤務）を行っているため、他施設での在院時間を加えると、年間時間外在院は平均で2000時間を超える状態になっています（図③）。他施設での勤務には、労働者個人のスキルアップや収入確保に加え、地域医療体制への貢献という役割もあり、一律に違法労働となれば、この

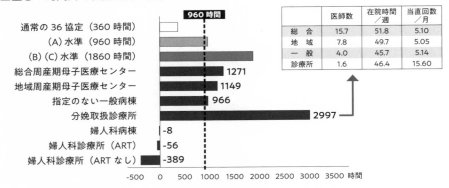

ことによっても医療崩壊の引き金になりかねず、慎重な対応が必要です。

同様の長時間勤務の問題は、分娩取扱診療所[*3]にもあります。出生数が減少していますが、年間の約半数の分娩を分娩取扱診療所が扱っており、周産期医療供給体制において重要な役割を担っています。それにもかかわらず分娩取扱診療所の医師の数は増加せず、診療所の開設者を除いたとしても勤務医師は長時間在院になっています。

これを解消するためには非常勤を含む医師の確保が必須ですが、供給元である病院施設の常勤医師の勤務も長時間状況になっています。従来以上の支援は法的にも困難になり、オンコール制度（施設外待機）や宿直・日直の許可の獲得など、別途の対策が必要になります。

２０２４年までにこれらの改善が働き方改革の実現のために求められているわけですが、国が進めている公立・公的病院の再編や副業・兼業の規定などの動向によっては、周産期医療供給体制自体が破綻する恐れがあり、慎重な対応が必要です。

*３ **分娩取扱診療所**：１９９９年には２０７２施設だったが、02年１８０３施設、05年１６１２施設、08年１４４１施設、11年１３５７施設と、一貫して減少している（厚生労働省の医療施設調査による）。分娩を取り扱う病院は約６００と言われている。

今後の課題

医師不足と地域偏在、長時間労働、女性医師の急速な増加など様々な課題を抱える産婦人科領域において、〈働き方改革〉の達成は非常に高いハードルです。しかし、今後、より多くの優秀な人材を迎え入れていくためには、最善の努力を払わなければなりません。より良い環境づくりこそが、将来の産婦人科を位置づけることになります。

周産期母子医療センターなど大規模施設では、これまで続けてきた当直明けの勤務緩和、セミオープンシステム導入やタスクシフティング（院内助産システム等）の実効性を高め、今以上に在院時間を圧縮する必要があります。

また、常勤医師数の少ない中規模・小規模の施設では、非常勤医師を含めた医師の確保が重要です。施設外オンコールの導入や宿直日直許可の取得なども考慮し、他施設からの応援医師（非常勤）が出向しやすい労働環境を創造する必要があります。

もう1つの課題は、自己研鑽や外部勤務の意義を現場で共に働いている勤務医の間で理解し合い、推進していくことです。自己研鑽や外部勤務の届け出はあくまで勤務医師自身が行うものですが、それらが自身を守るための仕組みであるという認識が十分ではありません。自己研鑽の機会や、外部勤務の時間管理が経営側だけでなく、勤務医師自身のためにあることを強調し、周知する必要があると考えています。

課題は増すばかりに感じますが、医療界の未来を切り拓くため、先駆者である我々が立ち止まっているわけにはいきません。長時間労働になっている他の診療科にとっても指針となるような、産婦人科発の〈働き方改革〉が実現することを切望しています。

12 フィジシャン・アシスタントを導入したアメリカの医療現場

早川佐知子（明治大学経営学部専任准教授）

医師の過重労働とタスクシフト

すべての職業の中で、もっとも長時間労働をしている人の割合が高いのは、医師です。医師の38・1％が週60時間以上働いているのです。60時間と言えば、1日10時間の労働を週に6日行うということですから、心身に相当な負担が掛かっているはずです。

ちなみに、医師に次いで長時間労働者の割合が高いのは、運転従事者です（27・6％）。医師も各種の運転手も命を預かる仕事ですので、かなりの集中力が求められ、緊張状態が続きます。労働時間の長さ、仕事の密度や強度、不規則な勤務形態や深夜労働、これらの労働の要素は、人間の心身にネガティブな影響を与えるものです。人間がそれほど長い間、緊張状態を強いられれば、必ず心身のどこかに不調が現れてきます。
医師の労働の要素を改善する方法はいくつか考えられます。

①チーム医療の推進
②離職を防ぐための環境整備
③労働時間の適切な管理
④医学部の定員増
⑤コンビニ受診の抑制
⑥地域での機能分化
⑦ICTの活用

ざっと上記のような項目が挙げられますが、中でも少しずつ議論が進められている対策の1つに、医師の仕事を他職種とシェアするタスクシフティングがあります。医師の職務を精査し、「医師でなければ絶対にできない仕事」と「他職種に移管できる仕事」に分け、医師は前者に特化するというものです。

日本でも、2019年に厚生労働省が「医師の働き方改革を進めるためのタスク・シフト／シェアの推進に関する検討会」を設置し、どの職務がどの職種に移管できる可能性があるのか、議論を始めました。

しかし、検討会では既存の職種だけを対象としていて、あらたに職種を設けるという視点がないために自ずと限界があるものとなっています。現在の日本と同じく、医師不足による過重労働が大きな問題となっていた国がありました。それが1960年代のアメリカです。

1965年、アメリカで公的医療保険である「メディケア・メディケイド[*1]」が作られたことで、経済的な理由で医療機関を受診することが出来なかった人びとが、治療を受けられるようになったのです。またこの頃、医師の専門志向が進み、プライマリケアを志望する医師が減っていました。

地域医療の担い手が逼迫した時、アメリカは2つの新しい職種を作りました。それがフィジシャン・アシスタント[*2]（PA）とナース・プラクティショナー（NP）です。

フィジシャン・アシスタントは当初、ベトナム戦争で衛生兵として活躍していた人々が、除隊後に市民社会でそのスキルを活かすべく作られた側面もありました。

しかしフィジシャン・アシスタントはその後、他の医療職からキャリアアップする人たちの目標になり、現在では大半が他の医療職からのキャリアアップ組で、7割程度が女性です。この資格を持って現場で働いている人の数は約12万3000人もいて、ここ10年で1・5倍に増加しました。

＊1メディケア・メディケイド：アメリカの公的医療保障制度で、高齢者等の医療を保障するのがメディケア（Medicare：Medical＋Care）と、低所得に医療扶助を行うメディケイド（Medicaid：Medical＋Aid）がある（厚生労働省海外情勢報告より）。

＊2フィジシャン・アシスタント：医師と、看護師・技師・セラピストの間に位置付けられる職種。医師との協働が重視されるという特徴がある。

■図①　フィジシャン・アシスタントの位置づけ

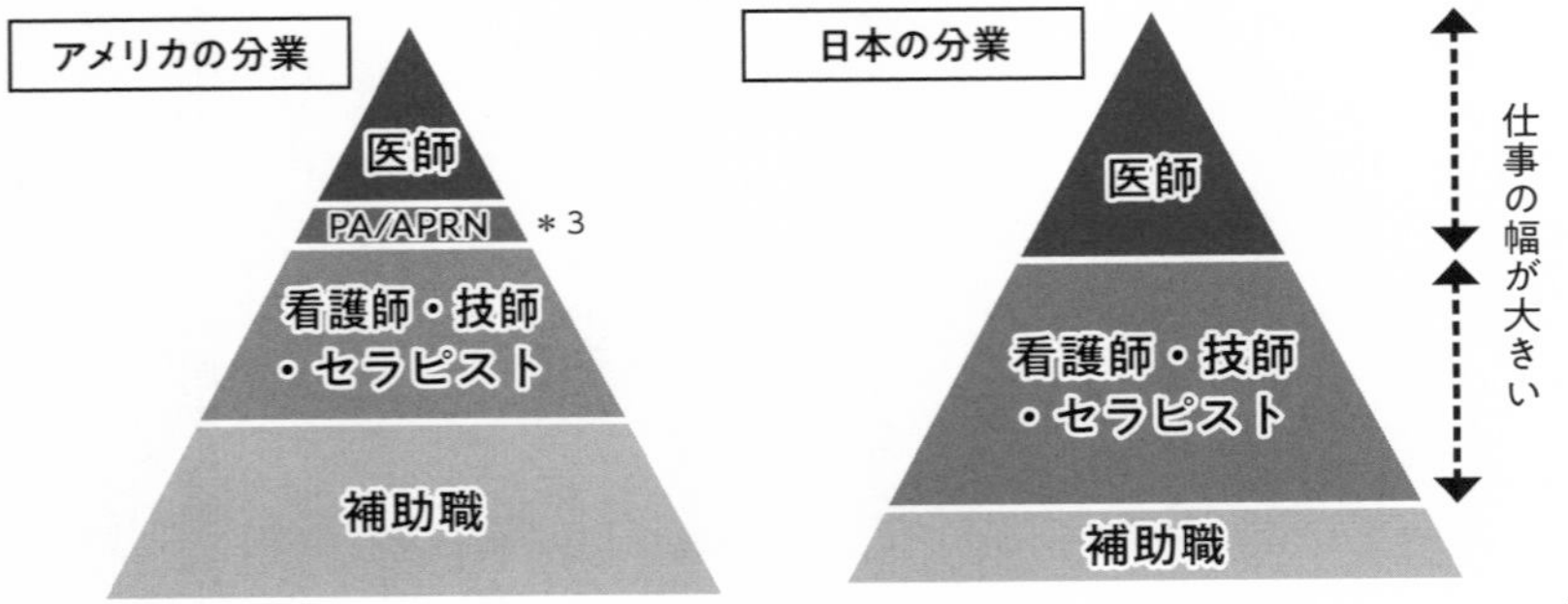

＊筆者作成

フィジシャン・アシスタントの職務

フィジシャン・アシスタントという職種は、「病気の診断、治療計画の作成と管理、薬剤の処方、そして患者にとって最も大切な医療提供者として貢献する医療専門職である」と定義されています。

この定義だけだとわかりにくいかもしれませんが、医師との間の分業体制の観点からみると、大雑把に言うと図①のように、医師と、看護師・技師・セラピストの間に位置づけられる職種ということができます。

「病気の診断、治療計画の作成と管理」という従来医師が行っていた職務を担いますから、高度な医療の知識・技術の習得が不可欠で、フィジシャン・アシスタントの養成課程は大学院に設置することが義務づけられてい

＊3　APRN：上級実践看護師（Advanced Practice Registered Norse）

■図②　医師との役割分担AからCのパターン

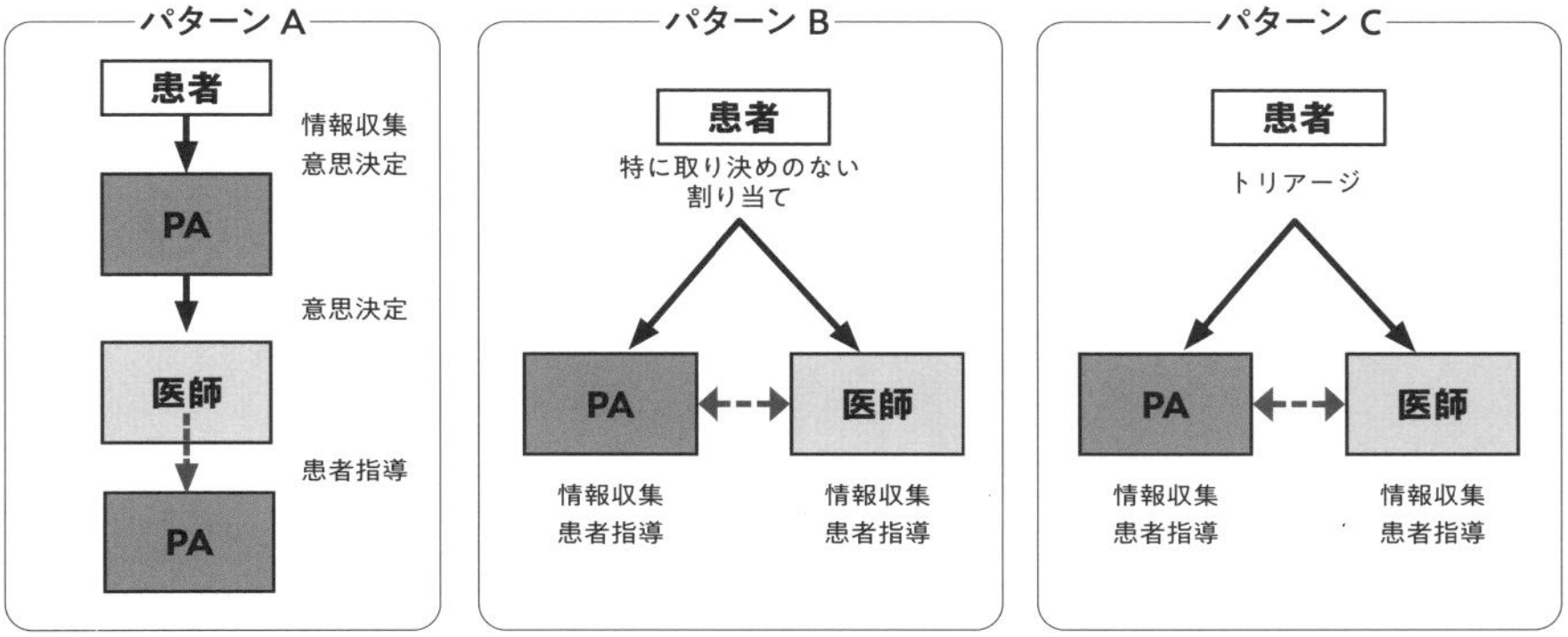

＊ Duttera ら（1978）p.227 より引用

ます。養成課程は全米で約250カ所を数え、ヴァーモント州を除くすべての州に作られています。ここから見てもいかに広く浸透した資格であるかがわかると思います。

新設されたもう1つの職種ナース・プラクティショナーが比較的、自律して業務を行うのに対して、フィジシャン・アシスタントは医師との協働を重視するのが特徴です。医師との役割分担は職場によってさまざまですが、概ね、図②のAからCのパターンがあるようです。

筆者が2015年、ネブラスカ州の病院（救急救命室）で行った調査では、医療機関に搬送されてきた患者を看護師がトリアージ[＊4]し、比較的軽症でそのまま帰宅できるような場合には、フィジシャン・アシスタントとナース・プラクティ

＊4 トリアージ：43ページ参照

ショナーが診察や処置を行い、重篤と判断された場合のみ、救急救命医が治療するという役割分担がなされていました。

フィジシャン・アシスタントは、前期研修医に匹敵する能力があるとされています。手術に携わる場合にも、第一助手を務めたり、術前・術後の管理を手広く担います。また、フィジシャン・アシスタントは優れた医学的なコミュニケーション能力を備えているため、医師とその他の医療専門職を繋いだり、患者や家族と医療スタッフを繋いだり、病棟のハブ機能のような役割でも重宝されています。

フィジシャン・アシスタントが担うことのできる職務の範囲は、州によって異なります。職務範囲を広く認めている州もあれば、限定的な州もあります。論点となるのは、主に以下の６つです。

①オーダー（治療計画指示）への（医師との）共同署名の要否
②医師が監督・協働できるフィジシャン・アシスタントの人数
③処方権
④協働・監督に関する取り決めの要否
⑤監督官庁を州医事局に含めるか、独立させるか
⑥自律的に決定できる範囲

しかし、現在、新型コロナウイルスへの対処では、ほぼすべての州でフィジシャン・アシスタントの職務規制が取り払われました。8つの州では最も厳格な州知事命令によって、医師の監督要件の一時停止・適用除外の措置が取られたのです。

これによって、フィジシャン・アシスタントが医師に代わって臨時のチームリーダーとなるケースも多々見られました。その他、トリアージセンターやPCR検査でもフィジシャン・アシスタントが研修医と共に主軸を担っているようです。

フィジシャン・アシスタントは帝政ロシアの時代からある

フィジシャン・アシスタントの起源を辿ると、実は帝政ロシア時代[*5]のFeldesherという職種にたどり着きます。ソビエト連邦時代も、そして、現在のロシアをはじめとする旧ソビエト連邦諸国でも、フィジシャン・アシスタントに相当する職種は存在し、広大な国土のなかでプライマリ・ケアを担っています。

2000年代に入ってからは、各国でもフィジシャン・アシスタントを養成する動きが広がっており、現在では15カ国[*6]で制度化されています。制度化の共通する背景には、とりわけ、過疎地域や高齢化地域でのプライマリ・ケア医の不足が深刻であることがあります。もちろん、アメリカと同じ形で導入するのではなく、それぞれの国の実情に合わせ、ふさわしい形に修正[*7]しながら、主に病歴の聞き取り、検

＊5 帝政ロシア時代：1613年に興り、1971年のロシア革命によって幕を閉じた王朝。

＊6 15カ国：
●ヨーロッパ ブルガリア、ドイツ、アイルランド、オランダ、イギリス
●オセアニア オーストラリア、ニュージーランド
●北米 カナダ、アメリカ
●アジア インド（台湾は消滅）
●中東 イスラエル、サウジアラビア（現在は保留）
●アフリカ 南アフリカ、ガーナ、リベリア

査、診断、患者の管理、手術の第一助手、薬剤の処方、治療プロセスの決定などに携わっています。

医師不足の日本でも、深刻な過重労働を改善するために、新たな職種へのタスクシフティングは有効でしょう。そして、他職種がキャリアアップできることにも可能性を感じています。「患者中心の医療」とはよく聞く言葉ですが、役割分担のあり方を、医療や社会の変化に沿って柔軟に変えてゆくことも欠かせないのではないでしょうか。

*7：筆者による講演会「現在のフィジシャン・アシスタント」

13 住民との共闘
秋田・鹿角の住民運動から見えてくるもの

鈴木土身（秋田県「鹿角の医療と福祉を考える市民町民の会」広報・地域調査等担当事務局）

住民にとって医療は生活の一部

40年ほど前から、自民党政権は「医師数の制限」「医療機関や保健所の削減」などに手をつけました。その結果、やがて「救急患者のたらい回し」のような報道も現れ、国民は「医師不足」などを実感し、医療体制の脆弱化に気づき始めます。各地で「病院・病棟・診療科がなくなる」などの事態が発生し、これに異を唱える住民運動が沸き起こってきました。

医療問題に端を発する住民運動団体は、2007年から18年までに、日本全国で少なくとも200団体以上発足したことが確認されています。[*1] 各団体の活動や興亡盛衰を正確に把握することは実質的に困難ですが、今なお各地で新たな運動が生まれており、団体の数はその数倍あるものと考えています。

＊1：鈴木土身「医療問題に関連した全国の『住民団体一覧表』を作成」国民医療No.341、2019年

住民にとって、医療は生活の一部であり、なくなれば誰もが困ります。各地で住民運動が勃発するのは当然のことです。

一方、医療者の多くは、もともと「人の役に立ちたい」という思いで医療を仕事に選んだはずです。しかし、医療の職場は、40年間で大きく様変わりし、働きがいを見出すことが困難になってきました。現場は、「患者のケアに専念したい」という思いを胸に秘め、実態とのギャップに苦しんでいます。[*2・*3]

*2：秋田県厚生連労働組合「1980年以降の秋厚労の運動——財界主導の医療政策の中で」（2018年）

*3：秋田県厚生連労働組合「答えは現場にある——現場スタッフとの懇談のまとめ」《1》2013年9月《3》2015年9月

住民と医療者とのカベ
——打ち破るカギは医療側、問われる労働組合の役割

住民と医療者、苦しめられている者同士「共闘」すれば良いのでは、と思いますが、そう簡単にはいかないのが実情です。私自身、いくつかの医療関係職場で働く傍ら、秋田県内で4つの住民団体に参加し、全国の住民運動とも多少かかわりつつ、多様な仲間と一緒に活動してきました。住民の思いも、医療者の苦悩も、ともに肌で感じています。

例えば、住民団体の会合では、特に初めのうち、医療の仕組み、病院の経営、医師の人事権、職員の態度などに関する質問・疑問・体験談・不満等が噴出します。普段言いたくても言えない鬱憤を放出する場が必要なことを示しています。それだ

け医療は複雑で、住民には理解しがたい存在なのです。このことが、住民と医療者を隔てる「第1のカベ」になっています。

「第2のカベ」は、いま、医療者が「国の医療政策の代弁者」のように思われていることです。病院には数多くの窓口がありますが、あちこちで「法律で決まっていますので」などと、冷や汗をかきながら患者に説明する職員の姿をよく見かけます。ほかに不満のぶつけどころのない患者は医療者に不信感を抱き、医療者は「勝手な患者だ」とこぼします。

「第3のカベ」は、所得・権限・社会的地位などの面で、医師が「特権階級」に祭り上げられていることです。住民は医師を特別視し、医師もいつしか「上位からの振る舞い」が身に付いてしまいます。医師以外の医療者にも、どこか特権意識に似た勘違いがあり、病院の存続が危うい時など、住民と共に運動するより「自己防衛・保身」に走りがちです。

「カベ」は、いずれも絵に描いたような「分断」の構図です。私は「打ち破るカギは医療側にある」と見ています。体験的には、特に労働組合の役割が問われており、「真に守るべきものは何か」を正面から再考すべき時期に来ていると思います。

なお、誤解を避けるために触れておきますが、心ある医師・医療者は決して少なくありません。

あえて敵をつくらない住民運動

青森・岩手との県境に位置する秋田県鹿角地域（鹿角市2万9884人、小坂町4889人、2020年11月末人口）は、2006年、「精神科の無医地区」になりました。派遣元の岩手医科大学が、地元に唯一精神科のあった「秋田県厚生連・鹿角組合総合病院（現・かづの厚生病院）」から常勤医師を引き上げたことによるものです。この事態をきっかけに住民団体「鹿角の医療と福祉を考える市民町民の会（以下「市民町民の会」）」が発足しました。「あえて敵をつくらない住民運動」を掲げて数多くの活動を展開した結果、12年後の2018年、共感した精神科医2人が自らの意思で常勤赴任しました。その後も、自前の地域調査など、住民運動は「地域づくり」に発展しつつあります。[*4・*5・*6]

鹿角の「あえて敵をつくらない住民運動」について、秋田魁新報の社説は「誰かに不満をぶつけたくなる中、県や両市町、病院、常勤医の派遣を取りやめた大学とも協力。国の政策が地方の医師不足を招いた最大の要因とし、地域医療の関係者と立場を超えて連携する姿勢」と評しました。[*7] 以下、「住民と医療者との関わり」にスポットを当てて、鹿角の活動例を紹介します。

＊4：鈴木土身『お医者さんも来たくなる地域づくり』（旬報社、2020年）

＊5：鈴木土身他「地域の変化と住民の生きる意欲――住民による地域調査」国民医療No.348（2020年）

＊6：鹿角の医療と福祉を考える市民町民の会「住民による地域調査のまとめ・ダイジェスト版」（2020年）

＊7：社説「鹿角の医師確保策――住民主体の活動が力に」（秋田魁新報社、2020年11月24日付）

起点は病院労組の発信、住民「医療なくては住めない」と声上げる

鹿角では、病院の医師交替や診療科休診などは言わば日常茶飯事で、院内の貼り紙以外、特に地域に知らせたことはありません。しかし、２００６年、精神科の場合は、（病院ではなく）病院の労働組合（秋田県厚生連労働組合鹿角支部）が、新聞折込によってチラシを地域全戸に配布し、事態を住民に知らせました。秋田県では、この手のチラシを引き受けたがらない新聞販売店が多い中、鹿角支部が以前から新聞店と独自の信頼関係を築いていたことも幸いしました。

チラシを起点に住民が立ち上がります。また、チラシを読んだ約１６０人の住民から「声」が寄せられました。中でも「医療がなくなるということは、もうこの地域には住めないということだ」の一言は、医療者の胸に今も刻まれ、「市民町民の会」のエネルギーの原点になっています。

住民・県・市・町・病院連名の「医師を求めるチラシ」全国へ

住民は、はじめ「医師は病院が確保するもの」と思い込んでいましたが、全国的な医師不足でそれが困難だとわかると、自分たちの手で医師を探す方法を模索し始

■図① 鹿角地域独自の電話医療相談テレフォン病院24の主訴別件数

主訴	件数				計	
	2017年度	2018年度	2019年度	2020年度	件数	比率（%）
専門的な指導が欲しい	706	655	661	526	2,548	39.1
聴いてほしい	505	56	489	976	2,026	31.1
悩み不安を解消したい	269	14	112	196	591	9.1
受診の必要性を知りたい	189	228	190	121	728	11.2
情報を知りたい	126	109	79	43	357	5.5
対処の方法を知りたい	75	15	60	39	189	2.9
医師の見解や助言が欲しい	5	5	8		18	0.3
その他	2		2	3	7	0.1
不明	60				60	0.9
合計	1,937	1,082	1,601	1,904	6,524	100.0

＊鹿角市ホームページより（2017年度は5月～3月）

めました。「市民町民の会」から、秋田県・鹿角市・小坂町・鹿角組合総合病院（現・かづの厚生病院）に声を掛け、２年間話し合いを続けた結果、同５団体連名で「精神科の医師を求めるチラシ」が完成し、県内外に発信。行政・病院との連名が功を奏したのか、全国４０６カ所の「道の駅」などが快くチラシ設置に応じてくれました。

コンビニ受診抑えるなら「住民が相談できる仕組み」も不可欠

昨今、軽症患者の救急受診が問題視され、「医師の激務を和らげるためにコンビニ受診をしないで！」という趣旨の呼び掛けをよく目にします。もともと医師不足が原因なのですが、根本的な解決を避け、国民側

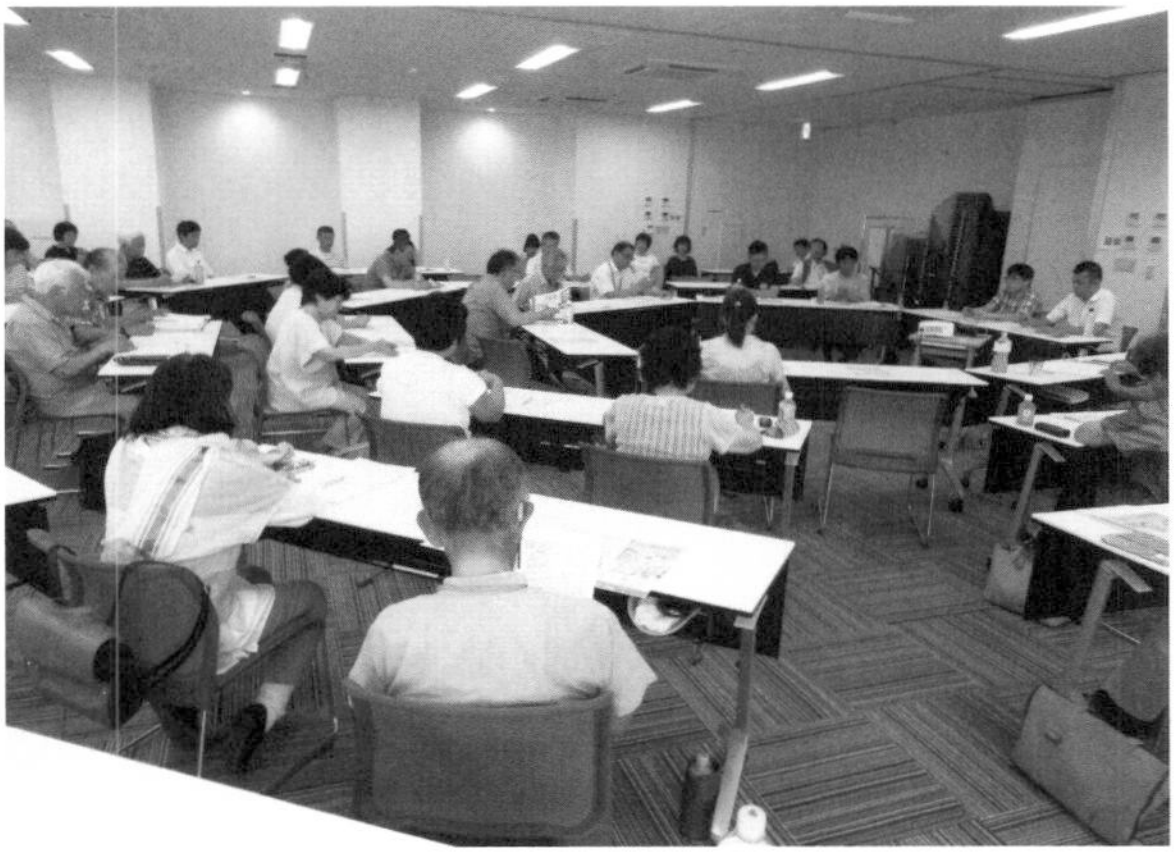

常勤の精神科医師赴任を機会に開催された「これからの鹿角の精神医療を考えるつどい」。住民・医師・病院・精神障がい施設・鹿角市と小坂町の社会福祉協議会・行政らが一堂に会す（2018年7月21日）

に責任を転嫁する意図が見え隠れしています。「市民町民の会」は、医療者ばかりでなく住民のフォローも不可欠だと考えました。厚労省の子ども医療電話相談事業「♯８０００」[*8]は、秋田県の場合、夜間は使えません。そこで、大人も24時間使える仕組みを鹿角市と小坂町に働きかけ、２０１７年５月、鹿角地域独自の電話医療相談「テレフォン病院24」がスタートしました。多くの住民が利用しています（図①）。

*8 ♯8000：こども医療でんわ相談♯８０００。保護者が、休日・夜間のこどもの症状にどのように対処したら良いのか、病院を受診した方がよいのかなど判断に迷った時に、小児科医師・看護師に電話で相談できるもの。（厚生労働省）

医師派遣打ち切る「大学の苦しみ」さえも共有

「市民町民の会」は、時々、岩手医科大学の精神科医局を訪問しています。しかし、そこで医師の派遣を直接的に要請したことは一度もありません。世間話を重ねる中で、病院への医師派遣を打ち切る「大学の苦しみ」も共有し、住民の状況も伝え、心を通わせていきました。医師も住民も苦しんでいることをお互いに確認し合う「貴重で楽しい機会」を双方とも求めていたのだと思います。

時には、話が盛り上がり、鹿角組合総合病院（現・かづの厚生病院）精神科に勤務した経験がある医師や看護師等が集まる「同窓会」開催に発展したこともあります。これらの縁が縁を呼び、後述する「応援外来診療」に協力を申し出てくれた医師もいました。

市民講座講師として当該大学の精神科医局長

鹿角市と秋田県が設置した「岩手医科大学・地域医療推進学講座（寄付講座）」の一環として、毎年、鹿角で「市民公開講座」が開催されます。「市民町民の会」は、岩手医大・精神科から講師を招聘するよう働き掛け、開講4年目にそれが実現。因縁浅からぬ状況を充分に承知している住民と講師（医局長）が心を1つにし、講演後、拍手が鳴りやみませんでした。

応援してくれた医師との「その後」の関係

12年の精神科空白期間中、週2回ほどの「応援外来診療」でつなぎました。途中、何度も途絶えそうになりましたが、県内外の献身的な医師に助けられました。中には「5団体連名チラシ」を見て応援診療に駆けつけたという医師もいます。

２０１８年、常勤医師赴任が決定したとき、それぞれ応援医師の「最後の診察日」に合わせて、「市民町民の会」は何回も駆けつけ、涙を流しながら別れを惜しみました。医師たちとの「心のつながり」は、その後も続いています。

コロナは「人災」、今こそ住民と医療者の共闘を

新型コロナウイルスは、「縮減の医療政策」の誤りを世に知らしめました。建物にブルーライトを点灯したり、航空自衛隊の曲技飛行隊ブルーインパルスが空から「医療従事者に感謝を」と叫んでいるだけでは、根本的な解決にはなりません。

住民も、医療者も、今日までの医療政策の「犠牲者・被害者」です。「カベ」を乗り越える術も全国で蓄積されてきました。今こそ「本格的な共闘」をすべき時期に来ていると強く感じます。

14 女性医師が働き続けるために

河野恵美子（大阪医科薬科大学医師）

日本中を震撼させた医学部不正入試問題

新型コロナウイルス感染症によるクライシスは、日本の医療の様々な問題点や課題を浮かび上がらせました。欧米と比較して日本の人口当たりの感染者数が少なかったにもかかわらず、医療現場が逼迫しているのは大きな問題であり、いかに日本の医療が脆弱であるかを露呈しています。

コロナ感染症の2年前、日本の医療体制の歪みを世間に知らしめたのは2018年の医学部不正入試問題でした。OEDC諸国と比較して日本の女性医師の割合が最低レベルであることは知られていましたが、入学時における選抜を女性に厳しく課すことで調整していることが明るみに出たのです。日本の複数の医学部が、女子や浪人生を不利に扱う、または特定の受験生を優遇するといった不正入試を行っており、日本中を震撼させました。

しかし、残念ながら医師の中には容認ともとれる発言が一定の割合で見られました。また、M・STAGE社が女性医師103名を対象に実施した調査「東京医科大学の入試において女子を一律減点していることについて」では、差別の当事者であるはずの女性医師の65%が理解できると回答しています。

たしかに女性は妊娠出産などのライフイベントで、一時期職業のシーンでパフォーマンスが落ちます。それは他の職種でも起きることです。なぜ女性医師が一般人とはかけ離れた反応を示すのでしょうか。

ひとえに、女性の妊娠・出産で簡単に軋轢が生じてしまうほど医療現場に体力がないからです。根底には医療体制つまり医師の過重労働の問題があり、医学部定員削減などの過去の政策の負のレガシーが、女性医師問題やCOVID-19で顕在化したというのが問題の本質です。

長年献身的労働により支えられてきた日本の医療体制は限界に来ています。「医師需給分科会」は「女性医師は男性医師0・8人分」として医師のマンパワーを計算していますが、「女性医師は1・0人、男性は1・2以上」がより現状に近いのではないかと私は思います。

■図①　病院に従事する外科医師数・女性割合および平均年齢

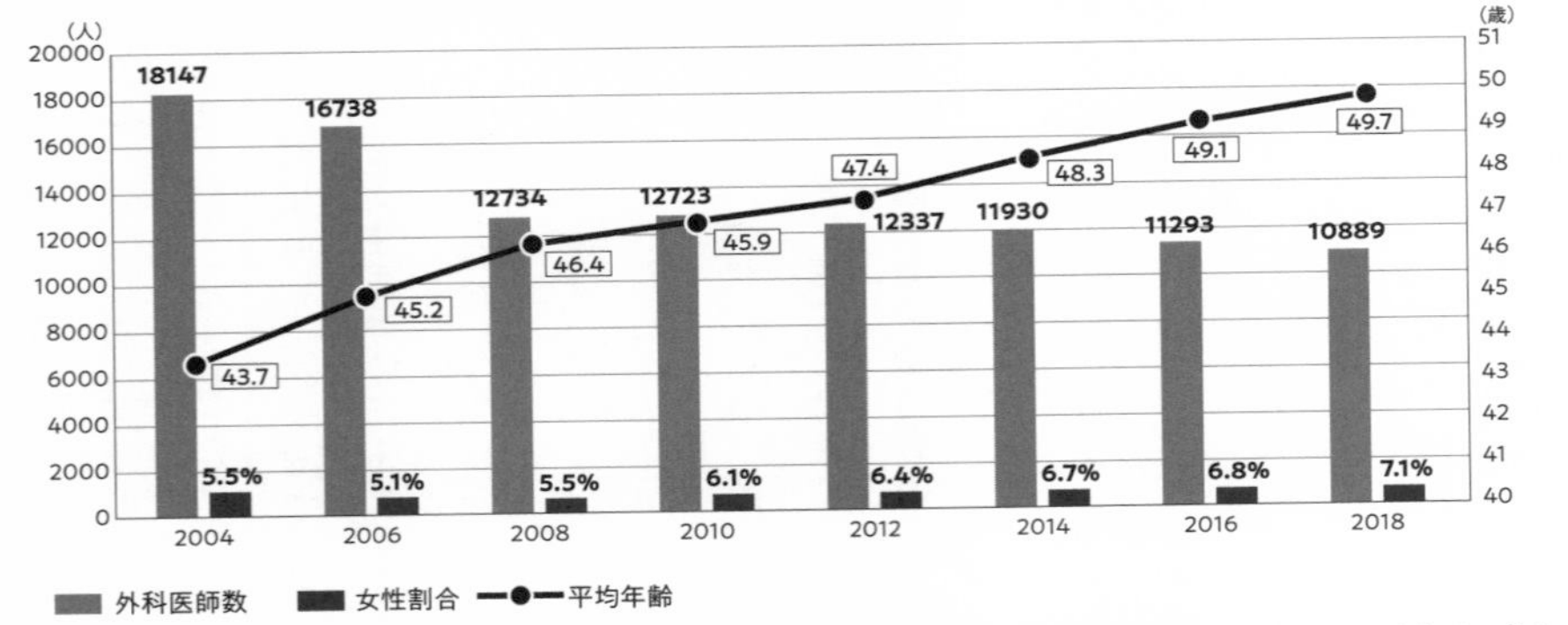

＊厚生労働省統計資料（医師・歯科医師・薬剤師統計　2004 ～ 2018 年）より作成

24時間３６５日対応できない者は外科医にあらず

このような解釈を容易に理解するために、労働環境が最も劣悪と言われている外科の状況と私自身の経験を紹介したいと思います。*1

厚生労働省統計資料（医師・歯科医師・薬剤師統計）によると２０１８年の病院に従事する外科医師数は１万０８８９名，平均年齢は49・７歳です。２００４年の外科医師数は１万８１４７名，平均年齢は43・７歳であったことから見ると、14年間で急激に外科医数が減少し、かつ高齢化*2を迎えたことがわかります。

一方、女性の占める割合を見ると２００４年は５・５％だったのが２０１８年には７・１％に増加しています（図①）。

＊１ 著者のスピーチ動画：「逆境をプラスに変える方法 How to Transform Adversity into Opportunity | EMIKO KONO | TEDxNamba」と題し、女性医師の現状が語られている。

＊２ 外科医の減少と高齢化：２０１８年、病院勤務の外科医師数は１万０８８９名、平均年齢は49・７歳。

しかし、実数で見ると１００６名が７７１名に減少しています。医師の総数が減ったために相対的に女性医師の割合が増えただけに過ぎません。

さらに業務総量は非常に多く、手術だけでなく、病状説明、標本整理、術後管理、カルテ記載、退院サマリー、化学療法、外来業務、緩和医療、紹介状や生命保険などの書類業務、会議・委員会、学会活動、論文作成など多岐にわたります。さらに当直や夜間緊急手術が加わるため、一睡もせずに定期の手術を行うことも特別なことではありません。また主治医制をとっていることが多く、24時間３６５日対応できない者は外科医にあらずという考えが支配していて、休日も全員で回診する病院も珍しくはありません。

このような状況なので当然、長時間勤務は常態化[*3]しています。２０１２年度日本外科学会会員の労働環境に関するアンケート調査（８３１６人）によると20代・30代の約４割が、年３０００時間超水準の時間外労働を強いられています。また回答者の76％は当直以外で呼び出され、20％以上が月５回以上呼び出されていました。

日本外科学会女性会員の平均結婚年齢は29・８歳、出産年齢が31・６歳です。夫は外で働き、妻は家庭を守るべきであるという固定的性別役割分担意識が強い日本では、女性外科医が家庭内の主な家事育児の担い手であることが多く、このような環境下で外科医の職務と両立することが困難であることは想像に難くないでしょう。

＊３ 外科医における長時間勤務の常態化：20代・30代の約４割が、年３０００時間超水準の時間外労働をしている（２０１２年度日本外科学会会員の労働環境に関するアンケート調査）。

消化器外科学会施設認定代表者939人のうち女性はわずか4名

女性医師の離職防止のために、短時間勤務制度、フレックスタイム制度、当直やオンコール免除、院内保育、病児保育など様々な支援制度が作られてきました。私は外科職務を継続するために出産後、子育て支援が充実している病院に就職し、当直やオンコールの制限などの支援制度を利用しながら外科指導医の資格を取得するまでに至りました。

外科指導医を取得するには、「外科専門医取得後通算10年以上、指定施設又は関連施設、若しくは認定医制度修練施設又はこれに準ずる診療施設に勤務し、臨床外科診療に従事」していなければなりません。

子育て支援制度を利用しなければ、外科医の継続は不可能だったと思いますが、支援制度を利用しても指導医までの道程は決して容易ではなく、「育児支援制度があれば急性期病院の外科医として勤務が出来ます」と太鼓判を押せるものでは決してありません。

しかも、育児支援を利用しているといっても、上場企業管理職の夫より明らかに勤務時間は長く、子どもの急な発熱などの時もすべて夫が対応していました。「女性医師は男性医師0・8人分」ではなく、「女性医師は1・0人、男性医師は1・2以上」と実感した所以なのです。

子どもが小学4年生になった時に育児支援制度を離脱しましたが、家事育児と外科職務、さらに研究・開発の両立は想像以上に困難で、2年8カ月が経過した時に、2カ月以上持続する不正出血とめまいで最後は倒れてしまいました（夫の名誉のために追記しますと、家事育児は平等に分担しております）。

このように継続さえも困難な状況であり、家事育児をしながらキャリアを形成し、組織をマネージメントする立場に辿り着くことは至難の業と言えます。事実、私が所属している消化器外科学会の施設認定代表者939人のうち女性はわずか4名です。[*4]

*4：2021年10月現在

女性にのみ焦点を当てた議論では、問題は永遠に解決しない

医学部不正入試の件もあり、今後は女性の割合は増加していくことが予測されます。このまま医療現場にメスを入れなければ医師の負担はより一層増大し、医療崩壊を来します。これを防ぐ方法は女性医師を減らすことでも、女性医師のみの支援を強化することでもなく、医師全体の〈働き方改革〉が不可欠です。女性にのみ焦点を当てて議論していると、問題は永遠に解決しません。

日本はOECD諸国の中でももっとも病院数が多く、一方で医師数は最低レベ

ルです。さらに米国のように分業化されておらず、医師でなくても出来る業務を請け負っているような状況です。そのような環境下では労働時間が長くなるのは当然です。労働環境を改善するためには、急性期病院の集約化、医師数の増加、業務内容の移譲（タスクシフティング）、チーム医療推進など本質的な課題に手を付けていかなければなりません。

医療現場はこれまで、労働時間がきちんと管理されておらず、労働に関する教育も皆無でした。医師はブラック労働者であり、私自身も「24時間３６５日働けないものは外科医にあらず」と教育されてきました。しかし、患者の生命と向き合い、安心で安全かつ高度な医療を提供するには医師自身が健康でなければなりません。医学部不正入試問題や新型コロナ感染症で医療の問題点が浮き彫りになった今こそ、国・厚労省は問題の本質と向き合い、国民を巻き込んだ真の意味での働き方改革の舵取りをすることを切に願っています。

15 公立・公的病院が、経営水準を維持しながら経営改革を進める方法

佐藤英仁（東北福祉大学総合福祉学部准教授）

公立・公的病院の病床削減の現状

２０２１年10月現在、新型コロナウイルス感染症の感染者数は、全国で１７０万人を超えています。第５波に伴い多くの都道府県で発令されていた緊急事態宣言が解除され、新規感染者数は減少傾向になっていますが、まだまだ予断を許さない状況が続いています。

それに伴い、病床の逼迫などで医療崩壊が危惧され、沖縄県や北海道の旭川市などではすでに医療崩壊が始まっているとされ、大阪をはじめとした近畿圏、東京を中心にした首都圏でも医療現場は容易ならざる事態に陥っています。

こうした医療体制をめぐる現状は、新型コロナ感染症発生から１年半が経過した段階でさえ積極的な方針を打ち出そうとしない政府の方針は論外としても、長年に

わたって国が医療制度を社会の要望に合わせて整備をしてこなかったツケが回ってきたと言えます。

国は公立・公的病院などに対して「赤字だから再編を」「場合によっては閉鎖を」と指導を出し続け、その延長線上にある「地域医療構想[*1]」を都道府県に求めてきました。

「地域医療構想」は２０１４年に改正された医療法にも規定され、医療計画の中で定めるものとされました。将来、高齢化に伴い、ますます医療需要が高まることが予想される中、「地域医療構想」は将来の病床数を決めるという、間違いの許されない重要なものです。

「地域医療構想」の骨格は、２０２５年段階での医療需要予測と病床の必要数の整合性を求めることで、医療機関の機能を、高度急性期・急性期・回復期・慢性期の４つに分類し、その４機能ごとに数値目標を推計しています。

実際に推計された「地域医療構想」における２０２５年の必要病床数は１１９万１０００床で、２０１９年10月の１２９万５０００床から、約10万４０００床が削減されるという「構想」になっています。ちなみに「地域医療構想」が制度化される直前の２０１３年と比べて、２０１９年にはすでに5万２０００床が削減されています。

現時点では予測不能な新型コロナウイルスの影響を抜きにしても、今後、ますま

＊1 地域医療構想：30ページ参照。

す高齢者の数が増加し、それに伴い医療需要は増えるはずですが、なぜか病床数は大きく削減されようとしています。

確定値である２０１７年の病床機能報告を基に、病床機能別に２０２５年の必要病床数を検討してみましょう。

①高度急性期は約３万３千床の削減
②急性期は約18万２千床の削減
③回復期は約22万３千床の増加
④慢性期は６万６千床の削減

①と②の高度急性期・急性期病床に限っても、21万５千床、約３割が削減されます。新型コロナウイルス感染との関連で考えると、感染患者を率先して受け入れる病床がこの高度急性期・急性期病床なのです。

さらに２０１９年９月には、公立・公的医療機関（１４５５カ所）のうち、４２４病院が「再編統合について特に議論が必要」な対象であると公表されました。この４２４病院の公表は、明らかに病床削減を促すものであり、該当の地域の「医療崩壊」そのものと言ってよいでしょう。新型コロナウイルスが発生する以前、国は意図的に病床を削減してきたという事実を深刻に受け止める必要があります。

国が選んだ再編統合の「重点支援区域」として、感染症病床を持つ公立刈田綜合病院（宮城県白石市）も対象になっています。重症患者向けの急性期医療を縮小する方向で議論がされていますが、都市部でも地方でも、病床削減を進めた結果がもたらすものは、感染症の蔓延のような緊急時に対応できないという事態です。

公立・公的病院の役割

医療は市場メカニズムの議論がなじまない分野です。企業（特に株式会社）の目的は利潤の最大化ですから、「お金にならない患者は治療しない」最終的にはこの「論理」で処理されていきます。これではお金を持たない者の命は救われません。自治体が運営する公立病院や、日本赤十字社、済生会などが運営する公的病院は、民間には困難な過疎地域での医療や、救急・小児医療など不採算部門を担ってきた歴史的な役割があり、社会的に欠かすことが出来ない共通資源なのです。

公立・公的病院が感染症病床の9割以上を担っていることからも、赤字でも医療提供体制を止めるわけにはいきません。国民の命や健康を守るために必要な支出なのです。赤字を理由にした病床削減や統廃合の政策は、国家の存立の意義を否定するものです。

地域医療構想の問題点

国が病床削減を進める根拠としているデータは、非公開なデータが多いうえ、公開資料も再検証が必要なものばかりです。

「地域医療構想」は2025年の人口推計を前提にしていますが、この推計の基になっているのは2010年のデータです。2020年の実際の人口は推計人口より約178万人も多くなっています。人口減少を過大に推計していますが、統計学の立場からしても誤差の範囲とは到底言えないものです。

実際の人口減少は推計よりも緩やかなものです。極端な人口減少の推計に合わせて病床を削減するというのは乱暴な話です。むしろ、病床数の合理的な検討の観点は、人口減少に伴って高齢者数の割合が増え、若い人の割合は減るという人口構造の変化を問題にすることです。年をとれば病気にかかりやすくなるため、高齢者数の増加で医療需要は間違いなく増えます。

また、国は「医療需要の減少」[*2]について、上記の極端な人口推計と「入院受療率」という指標のみで推計しています。しかし、「入院受療率」という入院患者数を基にした計算は間違いです。「入院受療率」というのは、実際に医療機関を受診した人のデータだからです。受診したいのに、山間部や過疎地域に住んでいて病院が遠いため我慢している人や、患者負担が高くて我慢している人、仕事で忙しくて

＊2 **医療需要の減少論**：人口が減少するので、医療需要も減少するいうずさんな立論。

我慢している人もいます。こうした潜在的な医療需要を無視した推計は正しいとは言えません。

公立・公的病院の経営維持に必要なこと

たしかに、市町村や都道府県は財政的に厳しい現状があります。財政力指数という指標があります。これは基準財政収入額を基準財政需要額で除して得た数値です。つまり、必要なお金を分母、自分たちで調達できる収入を分子にとった指標ですので、必要なお金を自分たちですべて調達できれば1を超えます。逆に、1を下回った場合、例えば財政力指数0・6は6割は自分たちで賄うことができるが、4割は補助金に頼らなければいけないことを意味しています。2019年度の財政力指数を見ると都道府県の平均は0・52（1を超えているのは東京都のみ）、市町村の平均は0・51です。

財政的に厳しいから公立・公的病院を統廃合するという単純で最も簡単な方法ではなく、役割的に重要な公立・公的病院を充実させるためにどうしたら良いのかを様々な立場の人たちで知恵を出し合っていかなければなりません。

非常に単純ですが、2021年度の一般会計における国家予算約107兆円の1％である1・07兆円を1455の公立・公的病院に補助金として投入すると1病院当たり約7・4億円となります。実際には病院の規模や機能などで調整する必要がありますが、調整すればもっと効果的な配分をすることができます。

2020年度の第一次補正予算25・7兆円、第二次補正予算31・9兆円、第三次補正予算15・4兆円、合計73兆円のうち、その半分の36・5兆円を新型コロナウイルスと闘う医療関係で使うなら、公立・公的病院に限らず民間も含めた全病院8300で平等に分配するとしても約44億円が捻出できます。

もちろん、これほど単純な話ではありませんが、令和2年度の3回にわたる補正予算の合計73兆円のうち「感染拡大防止策と医療提供体制の整備及び治療薬の開発」に充てられるお金はわずか9・2兆円程度、12・7%です。経済対策も重要ですが、新型コロナウイルス感染症を収束させ、感染者と医療従事者の命を守らなければならない今日、この予算配分はバランスを欠いていると言わざるを得ません。

感染拡大という緊急時だからこそ、公立・公的病院をはじめとした医療の役割を再認識すべきです。

第4章

医療再生のラストチャンス

16 医療再生のラストチャンス

本田 宏（NPO法人医療制度研究会副理事長）

医療問題の恩師 高岡善人先生との出会い

私が日本の医療史に関心を持ったのは、昨今の医療崩壊の背景に「医療費亡国論」があることを知ったからです。

それは２００６年のバレンタインデーの翌日でした。私が勤務していた埼玉県済生会栗橋病院に一通のファックスが届きました。差出人は元長崎大学教授の高岡善人先生[*1]で、『病院が消える――苦悩する医者の告白』（講談社、１９９３年）を書いて、いち早く日本の医療の危機を訴えていた方でした。

ファックスには、私が朝日新聞への投稿やテレビ出演などで日本の医療危機を訴えていることを知ったと記され、「愚見と医療資料、経験談をお聞きくださるようなご縁がございましたら、私は喜んで医療に対する90歳の遺言を申し上げたい気持

*1 **高岡善人**：１９１５〜２００８。長崎大学医学部教授。肝臓・胆のう・膵臓内科の専門医。『病院が消える――苦悩する医者の告白』（講談社、１９９３年）で、医療の深刻な実状を告白。医療システムの不備や厚生行政の怠慢を批判し、病気を治す医療から病人を治す医療へ、根本的な質の転換が求められている21世紀の医療改革を提言した。

ちを持っています、いかがでしょうか」と締めくくられていたのです。

私は早速、地下鉄有楽町線沿線にお住まいであった高岡先生のお宅を訪れました。

高岡先生は、１９１５年の生まれですから、本をお出しになったときは78歳、私がお目にかかったのは91歳のときでした。そして、２年後の08年に93歳で逝去されています。

先生は、ご自身が敗戦直後に東大病院内科に勤務して知った東大生が「年次・席次というヒエラルキー」の呪縛にすっかり絡め取られていたこと、その後、長崎大学教授、山口県の光輝病院院長を歴任されて経験した、医療の深刻な実状と、政治家や官僚が医療を軽視していた実態を話されました。医療システムの不備や厚生行政の不作為を歴史の中で検証し、そこから21世紀の医療改革が必要という構想を語ってやみませんでした。

『病院が消える――苦悩する医者の告白』の中でも、「日本の医療は、これまでの病気を治す医療から病人を治す医療へ、根本的な質の転換が求められている」と提言されていました。私は眼を開かされる思いでした。高岡先生は私の医療問題の師となったのです。

医療費抑制の歴史を垣間見る

初めに高岡先生の教えに倣って、日本の明治期以来の医療の歴史を少し紐解いてみたいと思います。

西南戦争の激しいインフレで公立病院を廃院
日本は民間病院が主体の医療体制へ

明治初期、日本はいち早くドイツ医学を採用し、近代国家建設の目的にそって、官公立病院を中心にその建設が進められました。

明治9年（1876）：内務省「公立私立病院設立伺及願書式」（病院設立は許可制になり、公立病院は内務省、私立病院は各府県が担当）。

明治10年（1877）：官（7）、公（64）計71病院に対して私立35病院が併存する。西南戦争の激しいインフレを終息させるため大蔵卿の松方正義（1835～1924）がデフレ政策を断行。地方財政の行き詰まりから、ほとんどの県で県立病院が閉鎖を余儀なくされる。

明治20年（１８８７）：「公立私立病院設立伺及願書式」を廃止、各府県が設立規則を策定する方式に変更。

明治21年（１８８８）：公立２２５病院、私立３３９病院が併存。開業医が財を蓄え地盤を築いて私立病院を設立。これは、欧米諸国には見られない公私立病院逆転の珍現象である。（参考『清川病院史』[*2]）

酒井シヅ[*3]順天堂大学医学部医史学研究室客員教授（当時）の『日本の医療史』（東京書籍、１９８２年）でも、

①明治10年頃、ほとんどの府県に公立病院があり、各地方での基幹病院となっていた。

②西南戦争後の激しいインフレとその後の松方のデフレ政策によって、地方財政は厳しい状況に陥り、公立病院の多くは廃院を迫られた。

③一方、私立病院は自由に開業、医療を民間に任せた結果、公立病院と私立病院の総数が逆転。現在も日本が他国に比し私立病院が特段に多いという実態の歴史的淵源。

＊2『清川病院史』：古田中正次、養生院清川病院発行、１９９３年。

＊3 酒井シヅ：１９３５年生まれ。医史学研究。前日本医史学会理事長。順天堂大学名誉教授。日本医学教育歴史館（２０１４年開館）の館長も併任。

厚労省は２０１９年９月、全国４００以上の公立・公的病院の再編統合を発表し、東京都は都立病院独法化を検討し、２０２０年12月、埼玉県は県立病院の独法化を決定しましたが、新型コロナ感染が大問題になっている現在でも、その見直しがなされていません（２０２１年９月現在）。イギリスは大半が、ドイツやフランスも50％以上が公的病院なのに、日本の公的病院は20％しかありません。[*4] これ以上公立・公的病院を縮小したり、都立・公社病院を独法化することは大変危険です。

*4：「海外における医療法人の実態に関する調査研究報告書」（厚生労働省　平成28年度医療施設経営安定化推進事業、https://www.mhlw.go.jp/file/06-Seisakujouhou-10800000-Iseikyoku/005_3.pdf)

済生会創立は、明治天皇の勅語がきっかけ

１９８９年、埼玉県の北東部に恩賜財団埼玉県済生会栗橋病院が開設されました。病院の新築落成式には高松宮宣仁親王妃喜久子殿下が臨席しています。病院名の済生は、明治天皇の「済生勅語」[*5]に由来します。１９１１（明治44）年に恩賜財団済生会が創立されています。勅語の大意は、次の通りです。

*5 済生勅語：

済生勅語の大意

私が思うには、世界の大勢に応じて国運の発展を急ぐのはよいが、我が国の経済の状況は大きく変化し、そのため、国民の中には方向をあやまるものもある。

政治にあずかるものは人心の動揺を十分考慮して対策を講じ、国民生活の健全な発達を遂げさせるべきであろう。また、もし国民の中に、生活に困窮して医療を求めることもできず、天寿を全うできないものがあるとすれば、それは私が最も心を痛めるところである。これらの人たちに薬を与え、医療を施して生命を救う――済生の道を広めたいと思う。その資金として、ここに手元金を提供するが、総理大臣は私の意をくみとって措置し、永くこれを国民が活用できるよう希望するものである。（済生会ホームページより）

当時、日本は「富国強兵」を掲げて大陸へ進出、日清・日露戦争を戦いました。軍需物資の生産と販売で財閥は巨利を得ていました。一部の政治家はそれを後押ししますが、多くの国民は徴兵で一家の稼ぎ手を奪われ、軍事費調達のための増税で貧困にあえいでいたのです。

勅語が言う、「生活に困窮して医療を求めることもできず、天寿を全うできない者があるとすれば」や「政治にあずかる者は人心の動揺を十分考慮して対策を講じ、国民生活の健全な発達を遂げさせるべき」という状況や課題は、自助が強調され、格差拡大が放置されている１１０年後の現在と驚くほど変わっていないのです。

先ほど紹介した酒井シヅ氏は、戦後にGHQが日本の医療をどのように評価したのかを『日本の医療史』の最終章で、「アメリカ事情叢書第四〇」を引用する形で紹介しています。現在の医療を考える上で大変参考になる記述があります。

米国から各種の調査団が来日し、その調査報告に基づいてGHQは戦後の基本方針を示し、強力な指導力をもって改革に臨んだのである。そのとき彼らは、日本の医療の体質を鋭く批判した。それは一時代前の批判であり、現状はかなり変わっているが、今でも思い当たるところが多い。そこでその一部をここに引用して本書の終わりとしたい。

「研究の分野では、ある種の非常に立派な寄与がなしとげられたということは事実であります。しかし他方、また多くの無駄があったということも事実であります。研究の多くは、ただ個人的な名声を挙げるという目的のために為されました。あるいはまた飾りのために、また医者として一層高い学位地位を求めるために為され、病人を如何にして治療するかということを学ぶという本来の目的はすてられて顧みられませんでした。

医学教育におけるこうした結果は、医学上の科学的貴族主義と、私的な開業医との間の鋭い区別を設けることのうちに感じ取られてきました。開業医に及ぼしたその結果は十分想像がつきます。すなわち、開業医は商売が繁盛してもうかるということを外にしては、自分の知識技能の向上を計ろうという一切の刺激を失ってしまいました。また道徳的名声も失いました。それ故にまた、本来医師につき従うべきものでありますす社会における指導者たるの地位を失いました。医師は、しばしば単に小商人と見られるようになりました。医師たちの職業組合における結果も同様のものでありました。医師会は主として診察料などの明細や薬品の配給に関する議論には熱中しました。しかし甚だ不完全な初歩の科学上の計画を策定したに過ぎませんでした。病院に対して惹き起こした結果といえば、病院が利益を上げる企業的性格をもっているということのみ強調しました。そして病院の職員の、あるいはまた同じ領域における他の医師たちの科学的な知識水準を高めるということには、何等の関心をも持ちませんでした。私は暗い面ばかりを描き出そうと欲するものではありません。驚くほど立派な例外もたしかにあります。しかし、全体としての状況は私が述べた通りであります。」(アメリカ事情叢書第四〇)[*6]

酒井シヅ氏が『日本の医療史』を書かれたのは1982年、私が医師免許を取得したのが1979年です。それから40年が経過しましたが、「科学貴族主義、小商人体質、企業的性格」という指摘、「病人を如何にして治療するかということを学

*6『アメリカ教育の現状〈アメリカ事情叢書第四〇〉』:(合衆国国務省編/国民教育社翻訳部訳、国民教育社、1946年)

ぶという本来の目的」は果たされているでしょうか。医療崩壊の現実を関係者が座視している姿を見ると、正直心もとない限りです。

オイルショックが医療費抑制のきっかけに

高岡先生がお宅で最初に私に手渡してくださったのが「医療費亡国論」（「医療費をめぐる情勢と対応に関する私の考え方」社会旬報、１９８３年３月11日号）が掲載された雑誌でした。

筆者は当時の厚生省保険局長吉村仁氏で、「一県一医科大学設置が１９７３年に終了し、１９７０年に作成した『最小限必要な医師数人口10万対１５０人』の目標は達成した」として、「このまま租税・社会保障負担が増大すれば日本社会の活力が失われる」という「医療費亡国論」を展開しています。「医療費効率逓減論」として治療中心の医療より予防・健康管理・生活指導などに重点を置いたほうが効率的であること、医師の供給は一県一大学政策もあって近い将来医師過剰が予測され、病床数も世界一、高額医療機器導入数も世界的に高いと主張して、「医療費需給過剰論」を訴えていました。

１９７０年代、２度のオイルショック（１９７３年・79年）を受けて、１９８１年に土光敏夫経団連会長を会長とする第二次臨時行政調査会（臨調）が、「米・国鉄・健康保険」を日本経済の足を引っ張る３Ｋだとする「土光臨調答申」を提出します。

土光臨調答申の翌年に、医師数抑制が閣議決定され、83年には「医療費亡国論」が発表されていますが、私には厚生省保険局長が土光臨調の方針に呼応して書いたと思えてなりません。

この間、世界は医療の進歩に呼応して医師数を増やしていましたが、日本では１９９７年にも再び医学部定員削減が閣議決定され、２００４年には「全人的な医師養成を」と謳って「新卒後臨床研修制度」を導入しました。従来、研修医は各大学の医局に入局した後、地方病院へ派遣されるというシステムでしたが、この研修制度によって、研修医は自分で研修病院を選択するというシステムに変更されたのです。

厚労省の主張は、「従来の臨床研修制度では、研修医の４割程度が、出身大学（医局）関連の単一診療科によるストレート方式による研修を受けていた。幅広い診療能力が身に付けられる総合診療方式による研修を受けていた研修医は少なかった。地域医療との接点が少なく、専門の診療科に偏った研修が行われ、『病気を診るが、人は診ない』と評されていた。医師の臨床研修の必修化に当たっては、医師としての人格を涵養し、プライマリ・ケアの基本的な診療能力を修得するとともに、アルバイトせずに研修に専念できる環境を整備する」というものでした。

この研修制度の導入で若手医師が不足した大学医局は、地方病院から医師を引き上げるという措置を取り、そのために地方の病院で医師不足が起こるという大きな社会問題が起こりました。そして「医療崩壊」や「立ち去り型サボタージュ」という言葉がマスコミで書き立てられたのです（図①）。

実は、この新卒後研修制度導入の背景は、「２年間臨床研修を義務化し、２年間医療保険を使わせなければ、その分医療費が減る」という厚労省の思惑もあったようです。[*7] このように新卒後研修制度導入の背景にも「医療費亡国論」が貫かれていたのです。

しかし、２００８年、都立墨東病院で、救急外来を受診できず、妊婦が死亡するという事件が起き、当時の舛添要一厚労大臣が病院を視察して医師不足の状態を正式に認め、医師養成抑制策は見直されることになりました。この年、ようやく医学部定員の増加が閣議決定されます。

その後、医学部定員は２００８年の７７９３人から徐々に増員され、16年には９２６２人になり、２０１８年には医師の数は約32万７０００人になっていますが、それでも長年の医学部定員削減によって、ＯＥＣＤ平均と比較すると13万人も不足しています。現在も日本の人口当り医師数と医学部卒業生数は世界で最低レベルなのです[*8]（図①、図②参照）。

ところが、新型コロナウイルスが猛威を振るっていた２０２０年11月18日、厚労

＊７：「世界一の日本の医療に自信と誇りを」（自見庄三郎、「医療労働」No.５０１０、２００８年４月）

＊８：２０２１年３月、衆議院厚生労働委員会でも参考人としてこの現状を訴えた。

■図① OECDと日本の医師数の比較

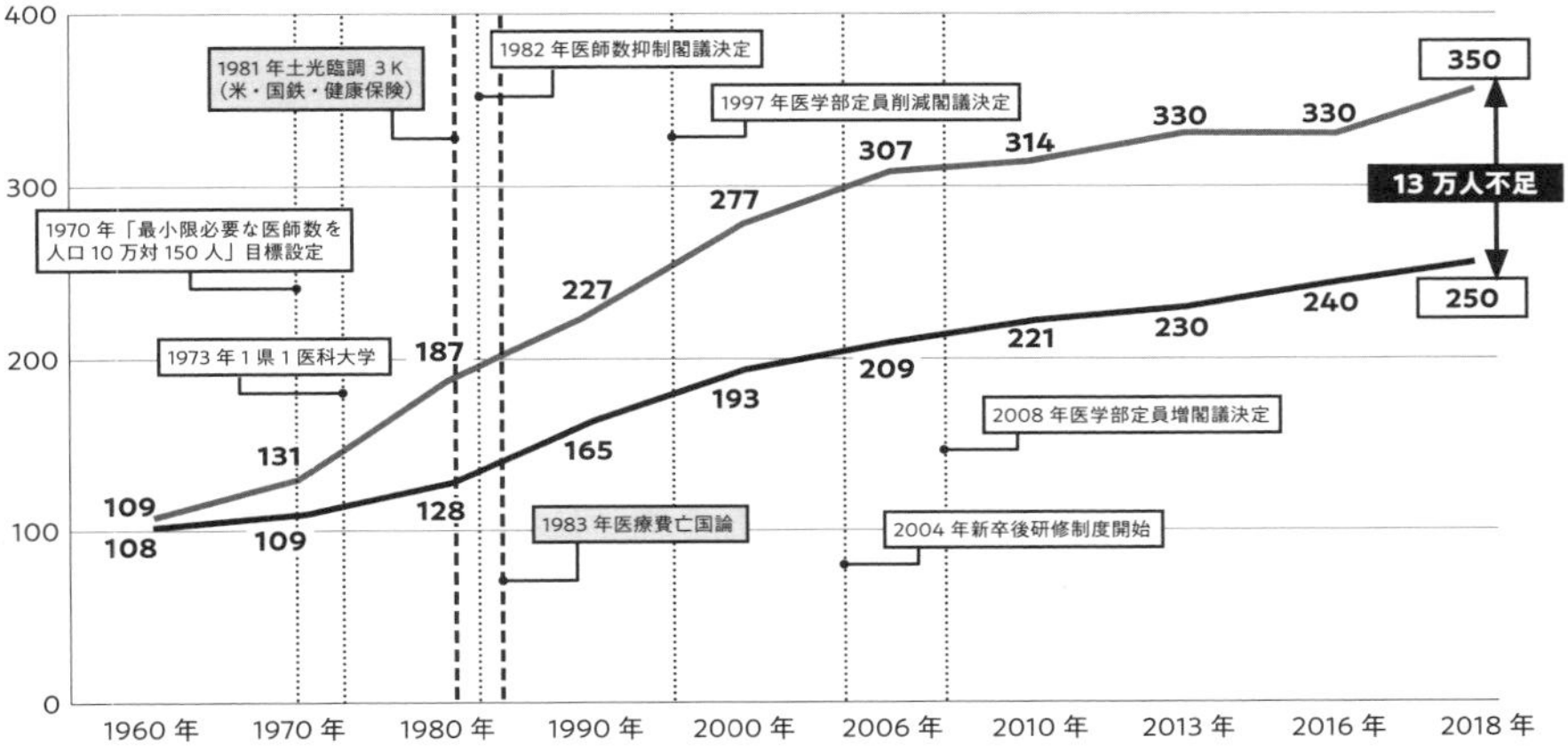

＊勤務医の労働実態と働き方改革の方向性～医師のワークライフバランスと地域医療を守るために～
医療制度研究会 2018.9.15　全国医師ユニオン代表　植山直人氏を改編・追加

■図② 人口1,000人当たりの医師数

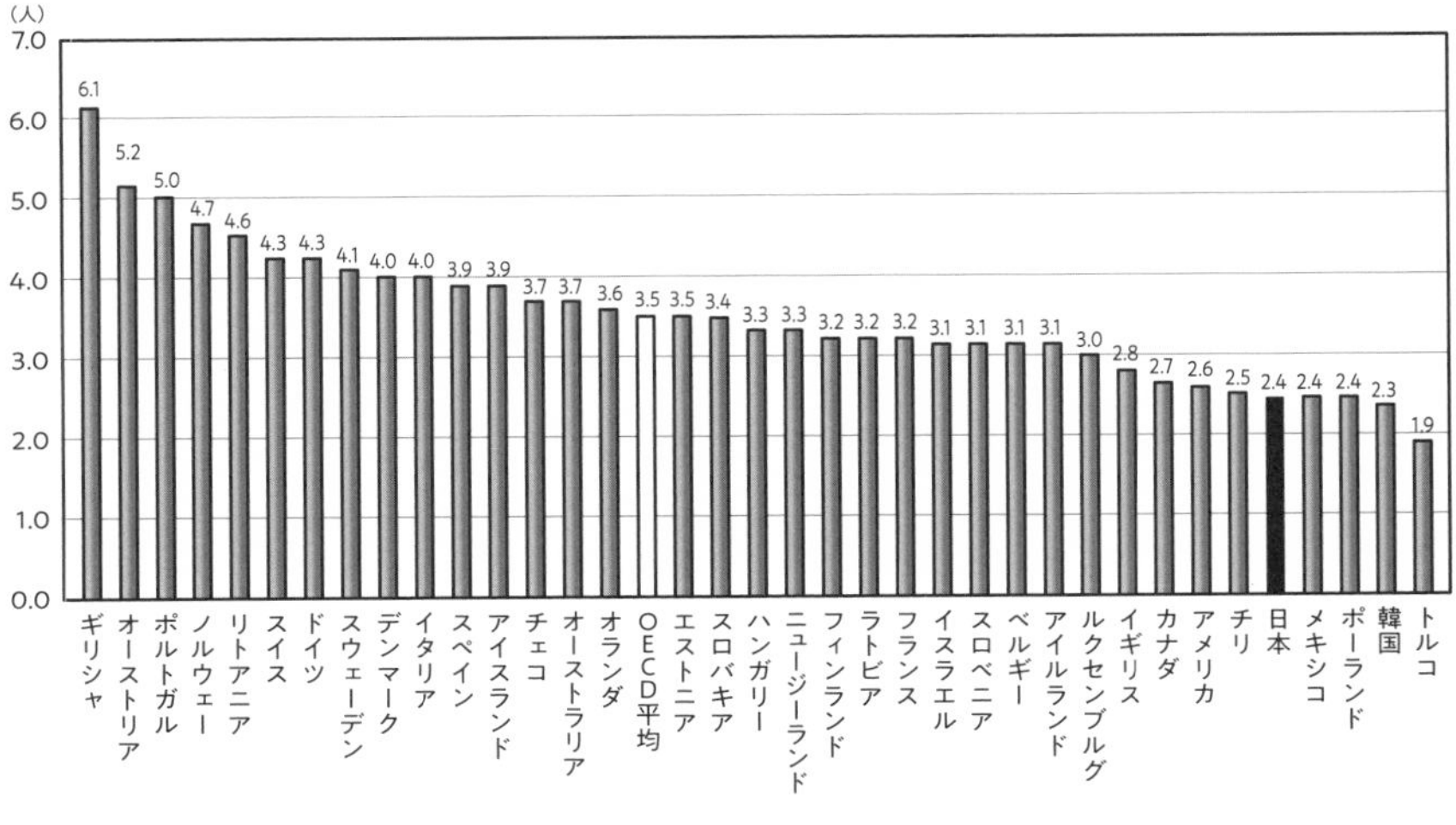

省の「医療従事者の需給に関する検討会」は、26年には医師の供給が過剰になるという試算に基づいて、23年度から医学部定員を段階的に減らすという信じられない方針を決定しています。

公定価格で抑制された医療費

新型コロナ感染で日本の多くの医療機関が赤字で苦しんでいることが報道されていますが、「医療費亡国論」を基本方針にして医療費を削減してきた結果に他なりません。厚生労働省は諮問機関である中央社会保険医療協議会（中医協）を介して、病院や診療所の収入源である「診療報酬点数」を完全にコントロールしています。医療費は厚生省が差配している「公定価格」なのです。

厚労省は、従来から将来の医療費を過大に推計し（図③）、賃金や消費者物価が上昇していた時期にも診療報酬の点数引き上げを行いませんでした（図④）。その結果、日本は世界一の高齢化社会であるにもかかわらず、対GDPの医療費は低位のままに抑制されています（図⑤）。他国の高齢化と医療費上昇の相関関係を見る時、日本政府・厚労省が医療費を極端に抑制してきたことが一目瞭然になります。

さらに新しい問題が突き付けられています。医療費を抑制する一方で、2019

■図③　厚労省の2025年度医療費推計値

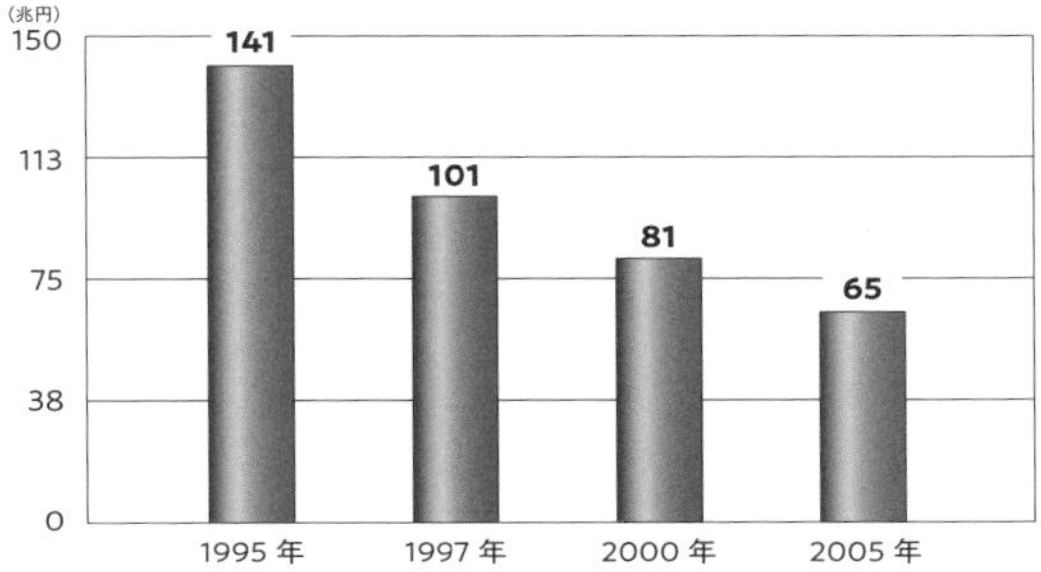

＊「勤務医の労働実態と働き方改革の方向性～医師のワークライフバランスと地域医療を守るために」医療制度研究会 2018.9.15　全国医師ユニオン代表　植山直人氏を改編・追加

年、高齢者医療費の窓口負担を1割から2割へと2倍増にする法律が成立しました。これも医療費に投入する国税分の抑制が目的なのは明らかです。

日本の病院や診療所が「公定価格[*9]」として国から受け取る診察料や検査・手術料金は、アメリカ、ドイツなどの半分以下です（図⑥）。その一方で、同様に公定価格の薬剤や医療機器などの価格は先進国最高レベルに設定されています（図⑦）。つまり、世界水準の半分以下の診療収入で、世界最高価格の薬剤や医療機器の購入を強いられているのです。この結果、病院や診療所が経営を続けるために、職員の聖職者意識に頼ることを余儀なくされたのです。

このマジックのような現象が実現したのは、ひとえに日本の医師、医療スタッフが過労死ラインの過重労働と低賃金に堪えた

＊9 公定価格：日本の病院や診療所が受け取る診察料や検査・手術料金は、国によって決められて、その範囲での経営が前提になる。この公定価格は先進国と比較すると低水準である。

■図④　賃金・物価指数を大きく下回ってきた診療報酬改定指数

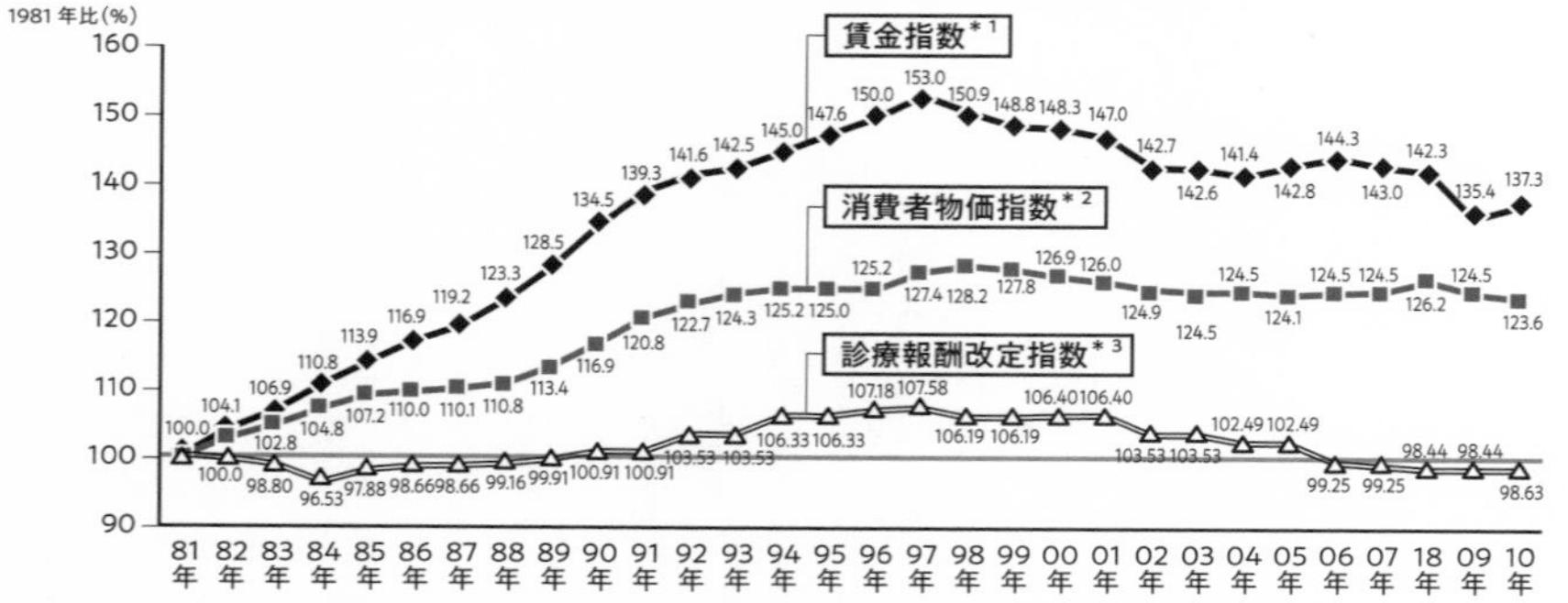

＊1　厚生労働省「毎月勤労統計調査」賃金指数（現金給与総額、事業所規模30人以上）による。2011年2月16日公表分。
＊2　総務省統計局「消費者物価指数年報」による。2011年8月12日公表分。
＊3　厚生労働省発表全体改定率による。1981年を100とした指数で、当該年度の改定率を前年度の指数にかけることで、おおよその診療報酬単価の推移を示したもの。

■図⑤　高齢化とともに高まる医療費

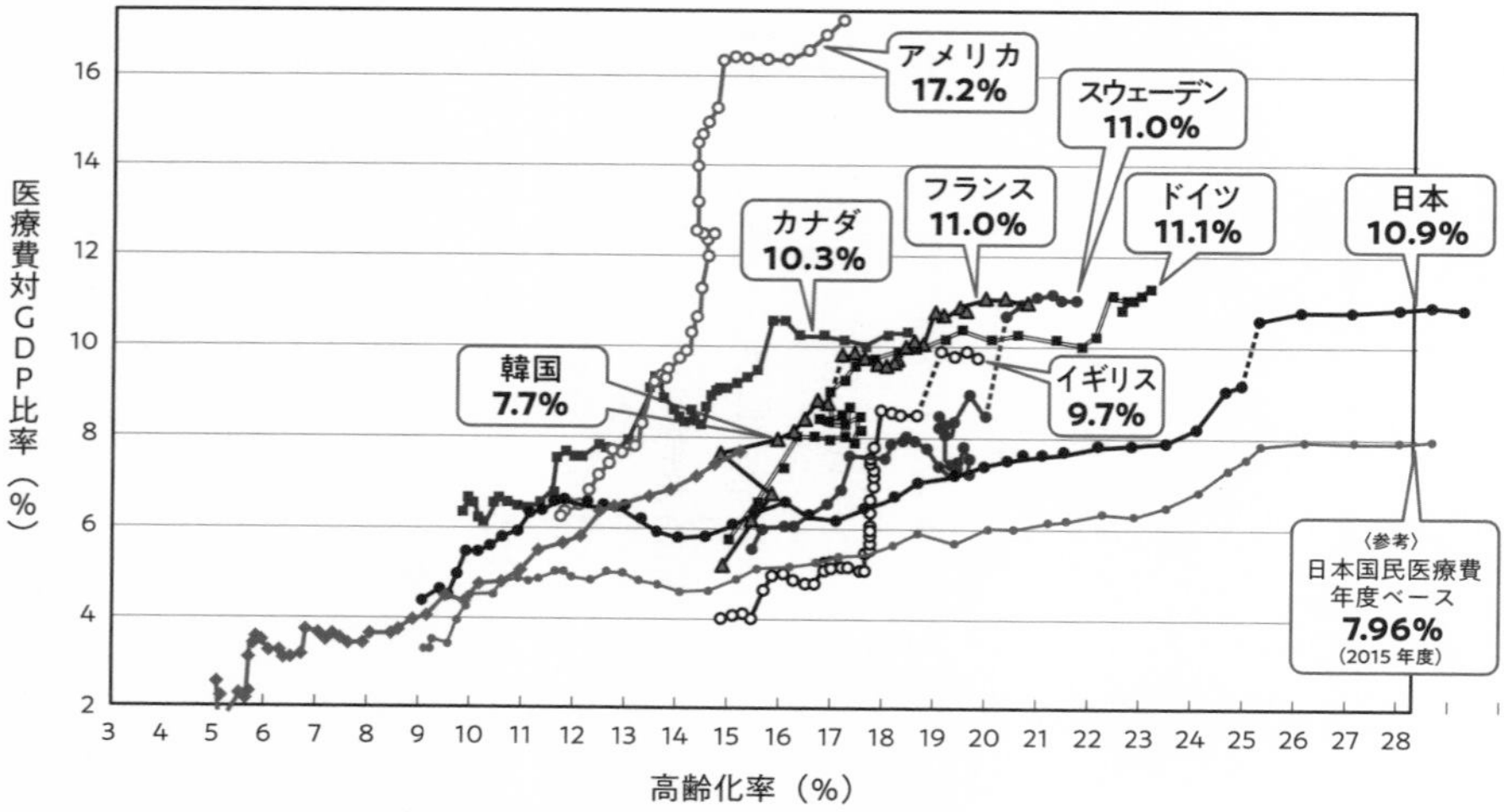

＊図中の値は最新年の医療費対GDP比率（速報値・推計値）。フランスは1990年まで5年ごと。フランス1995、日本2011、スウェーデン2011、イギリス2013の各年はデータが前年と厳密には接続しない（図では点線で表示）。ここでの医療費は病院整備費などを含まない経常医療費。

（資料）OECD Health Data 2017（JUNE2017）、・アメリカ1999年以前は同2016、高齢化率はOECD.Stat（2017.7.7）、厚生労働省「平成27年度国民医療費」

〈資料説明〉

OECDデータは国民医療費には含まれない非処方箋、公衆衛生費、施設管理運営費、介護費などを含んだ経常医療費（Current expenditure on health）を採用し、国ごとの違いを一定程度補正した数字である（14年公表版まではこれに資本形成を加えた総医療費〈Total expenditure on health〉だった）。

■図⑥　日独米の内視鏡料金比較

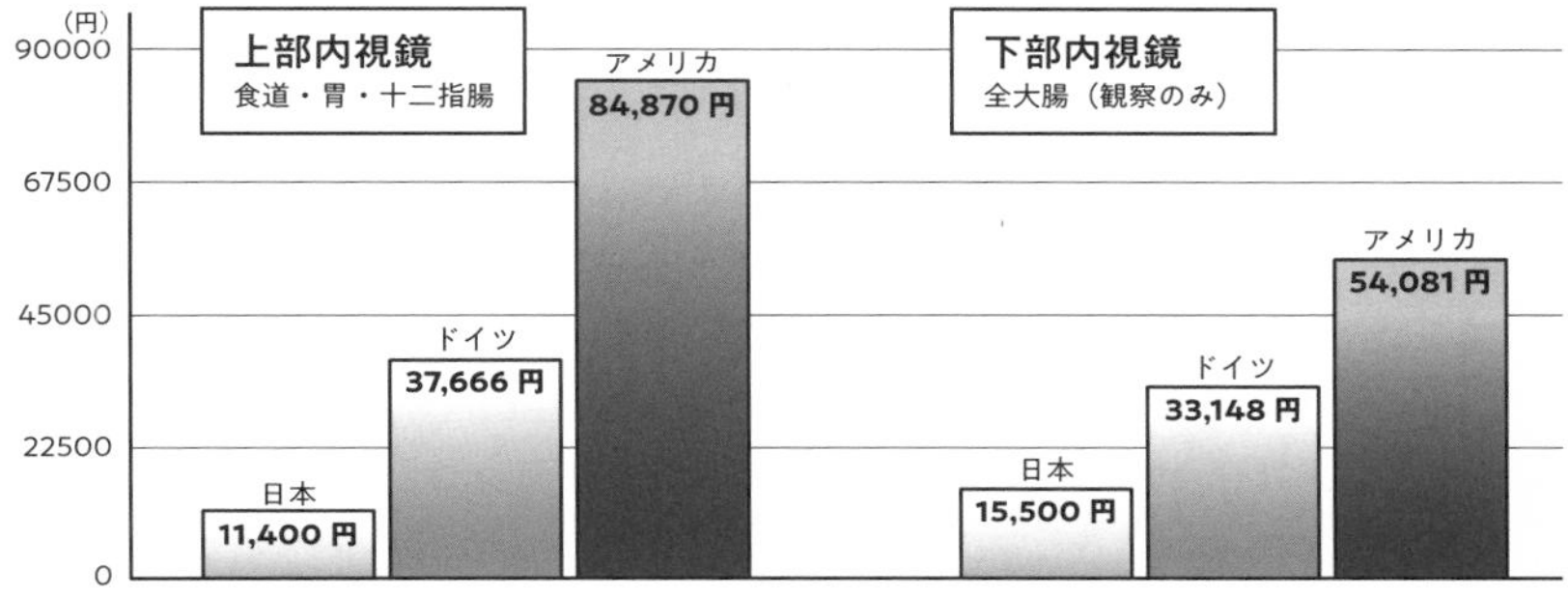

＊ドイツ　：病院の場合　1 ユーロ＝ 120 円（2020 富士フィルム資料）
＊アメリカ：病院の場合　1 ドル＝ 108 円（2020COOK Medical 資料）

■図⑦　イギリスを 100 とした各国の相対薬価

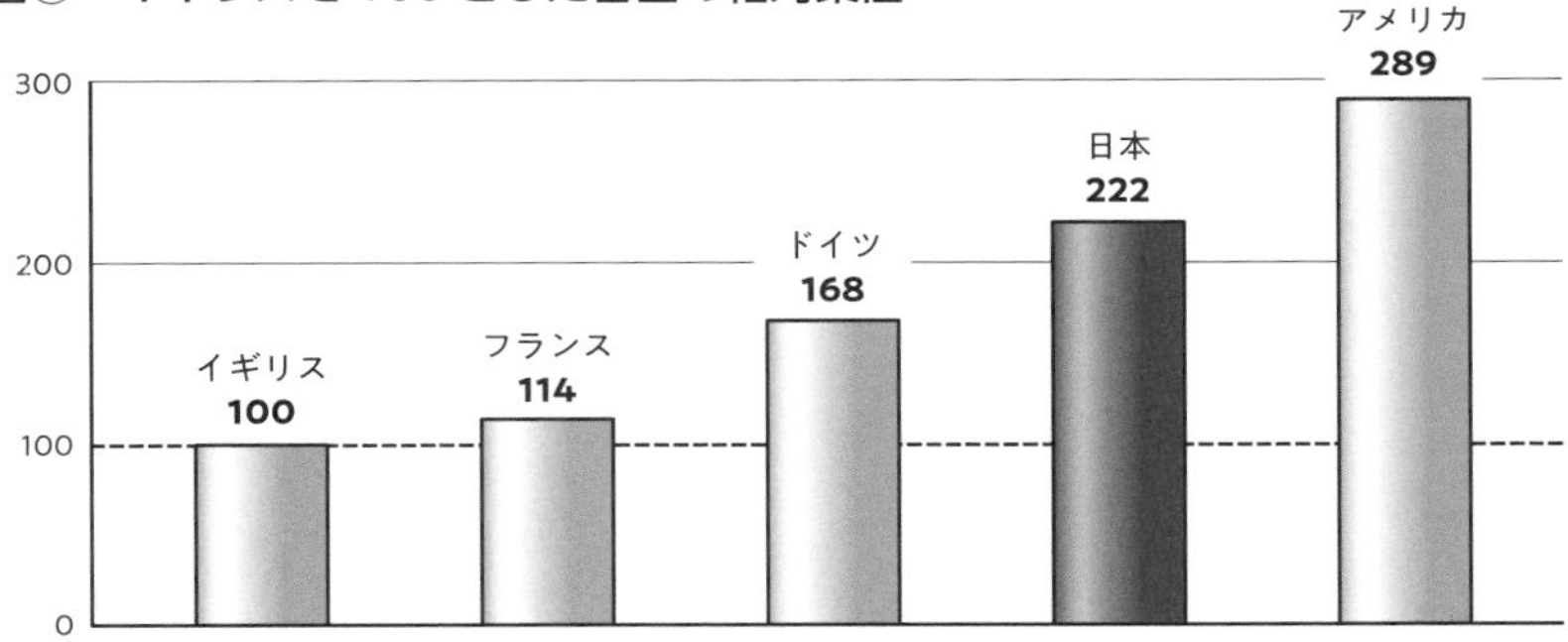

＊全国保険医団体連合会「薬価の国際比較調査結果」（2011 年 12 月 22 日）
＊日本の売上上位 100 位までの薬剤で、アメリカ、ドイツ、フランス、イギリスのうち 3 カ国以上の国で薬価が判明した薬剤 77 品目の幾何平均値

結果でした。医薬品業界や医療機器のメーカーの価格や規格を決定する各関係審議会は、経済界の中心人物、その御用ブレーンたちによって構成されているため、既存の権益利益が損なわれるような方針が出てくることは困難なのです。

そして個々の医療機関の経営的努力が限界に達した先に構想されているのが、再編統合や独法化です。これが新型コロナ禍の中で、看護師などのボーナス削減や、看護師だけでなく医師の大量退職という哀しすぎる現象の深層です。

ふたたび経済界が医療費抑制を狙う

さて、明治の時代には西南戦争の赤字で公立病院が閉鎖に追い込まれ、戦後はオイルショックによる経済悪化で「医療費亡国論」が打ち出されました。そして現在は、財政赤字による医療費抑制の必要性が声高に叫ばれています。

これら日本の医療・介護・社会福祉の抑制政策には常に経済界が旗振り役になっていることを見逃してはいけません。

介護や年金・生活保護などの社会保障の切り捨てに加えて、高齢者窓口負担を1割から2割に増加する法案が可決されましたが、社会保障削減を提言する「全世代型社会保障会議」の委員の中心になっているのは経済人です。

現在、東京都や埼玉県で進められている、都立病院、県立病院の独法化の理由には、「医師不足と赤字」が掲げられていますが、その真の目的は医療機関への繰入金削減です。また全国４００以上の公立・公的病院の再編・統合によってベッド数を削減できれば、地方の財政は楽になるのです。しかし病院の公的責任を放棄しては、地域住民の命は守れません。

このような生命軽視の政策が目論見通りに実現するとは思いたくありませんが、国と厚労省、財界が医療費削減の目的を持っていること、そして医療分野からの利益を増大させたいという意向を持っていることは忘れてはなりません。

既存の施設の再編・統合構想から、新規の病院・施設の建設計画が立ち上がり、そこに納入する医療機器等の大量需要が発生します。こうした新たな流れを作り出すことが経済界（建設、医療機器はじめ医療関連産業など）の戦略です。

独法化や再編・統合後の病院に求められる黒字化[*10]には、低医療費の下でさらなる人件費削減が必要となり、医療スタッフを提供する人材派遣業者の参入が必至になります。病院経営の利益最優先の流れが強まっていき、全職種、職員の給与削減だけでなく、患者には入院保証金や個室料金アップなどが突きつけられ、職員と患者両者に厳しい現実が待ち構えていることは間違いありません。

さらに公立・公的病院の再編統合や独法化の先には、経営が悪化した場合に民間資本へ売却される危険性が待ち受けています。公的資金によって建築された病院が、法外な安価で民間に売却されるという、市民の共有財産が一部の資本に吸収さ

＊10 独法化や再編・統合後の病院に求められる黒字化：黒字化には職員の給与の削減、医療スタッフの派遣など、患者サイドには入院保証金や個室料金アップなど避けられない。

れる事態が起こり得るのです。欧米などでは公営だった水道事業が民営化された後に、水道料金が高騰したりサービスが低下して再公営化の動きが起こっています。日本は公共財産を民間資本に払い下げるという、新自由主義政策の周回遅れの轍[*11]を踏んではなりません。

食料、水、環境、医療、介護や年金・生活保護、保育や教育などは、この世に生きる私たちを支える大切な「社会的共通資本」です。コロナ禍で日本の医療は最大のピンチに見舞われていますが、医療や社会保障の現実を直視する、私たちにとって何が大切なのかを考える、千載一遇のチャンスなのです。国民一人一人が現実をしっかり見据えて、自らの具体的な希望を熟慮して、その実現に努力すべきときが来ています。

＊11：公立・公共病院の民間資本への売却、民営化による医療環境の荒廃が懸念される。

●あとがきにかえて

本書では各方面の皆さんのご協力を得て、新型コロナ感染で噴出した日本の医療の実態と解決すべき課題を明らかにしてきました。

最後に、紙幅の関係で項目の列記になりますが、日本の医療再生の処方せんを箇条書きでまとめておきたいと思います。

①「医療費亡国論」から脱却する政治の実現ための市民運動との連携

・医療・介護・福祉の問題に対する学習と啓発活動

・診療報酬点数見直しと患者負担軽減

②23年度から実施が予定されている医学部定員削減の凍結

・専門医を含めた必要医師数の推計の精緻化

・必要な医学部定員増加案の策定

③医師の長時間労働改善

・実効性あるタスクシフティング策の検討・導入

・医療秘書の増員

・フィジシャン・アシスタント（PA）の新設

④メディカルスクール（学士を対象とした医科大学院）の創設

・医学教育の充実

・臨床教育の重視

・医療制度の学習の必修化

⑤公的医療の充実・拡充

・病院の再編統合や独法化の中止

・公立・公的病院の公営の維持

・公営の運営の合理化・地域に根差した集約化の推進

⑥家庭医制度の導入と充実

・家庭医制度充実による国民の健康維持

以上6点を掲げましたが、医師数が多いドイツでは③⑤⑥の取り組みが進んでいます。③のフィジシャン・アシスタントについては本書でも紹介しました。

これらの課題実現のためには、医療関係者はもちろん、市民の理解、政治の決断が不可欠です。

私は2006年、高岡善人先生の謦咳に接して以降、NHKや民放、新聞各紙で「医療費亡国論」の問題点を訴える機会を得ました。2008年2月には「医療現場の危機打開と再建をめざす国会議員連盟」が超党派議連として誕生し、2009年の8月に政権交代を果たした民主党政権のマニフェストには、医学部定員1・

5倍増も取り上げられたのです。

しかし2011年3月、東日本大震災と福島原発事故の大規模災害を境にして、「医療崩壊」問題への関心は低下し、震災・原発事故からの復興や東京五輪誘致などに関心が移ってしまいました。

2015年には、36年間続けてきた外科医を引退して現在に至っています。振り返れば初めて全国紙（朝日新聞2002年7月）に投稿が掲載されてから現在まで、全国で1500回を超える講演を行ってきましたが、市民の間から医療再生の気運がなかなか盛り上がらないもどかしさを感じていました。

新型コロナ感染症の国内蔓延、地球的なパンデミックはそれ自体大変不幸なことですが、コロナによって医療の重要性が再びクローズアップされています。今回のコロナ禍は医療再生のラストチャンスなのかもしれません。

本書の最後に私が指針としている言葉をご紹介します。

【三笠宮寛仁親王殿下】（1946年1月～2012年6月）
「済生会は、①厚労省のよきアドバイザー、②場合によって陳情団体、③最後にはお目付け役を果たすべき」
（第60回済生会学会（2007年10月）で、問題山積の日本医療について）

【C・W・ニコルさん】（1940年7月～2020年4月）
「日本人のいいところは？」という問いに、「いっぱいありますけど、いちばん悪いところは、いい人が黙るからとんでもない破壊が続く。僕は日本のために戦います、悪いと思ったら言うから」
「NHKあの人に会いたい」（2020年　File No.604）

【作者不詳】
「三流は金を残し、二流は名を残し、一流は人を残す」
（野村克也監督〈1935年6月～2020年2月〉が講演でよく引用していた言葉。日本にボーイスカウトを広めた三島通陽によると、政治家で医師でもあった後藤新平〈1857年7月～1929年4月〉の言葉とされている）

【内村鑑三】（1861年3月～1930年3月）
「自分たちはこの世を少しでも良くするために何ができるのか」

最後に、本書にご協力いただいた共著者の皆様、時宜を得た企画と粘り強い編集作業でサポート頂いた合同出版の田口さくらさん、新型コロナ禍による50回以上の講演中止で気を落としていた私を支えてくれた家族に心から感謝して、筆をおきたいと思います。

2021年10月　編者として　本田宏

●編著者紹介

【編著者】

本田宏（ほんだ・ひろし）

NPO 法人医療制度研究会副理事長。1979 年医師免許取得。外科医として 36 年病院勤務。還暦を機に 2015 年 3 月、済生会栗橋病院を退職。医療再生のために情報発信活動に加えて市民活動などへ積極的に参加し、国民の幅広い連帯を目指している。

●執筆者紹介（50 音順）

上原淳（うえはら・じゅん）

川越救急クリニック院長。埼玉医科大学総合医療センター高度救急救命センター講師を経て、2010 年国内初の個人経営の救急科クリニック、「川越救急クリニック」を開業。現在に至る。

植山直人（うえやま・なおと）

鹿児島大学医学部卒業、東北大学大学院応用経済学科専攻（修士課程修了）、2009 年全国医師ユニオンを設立し代表。

尾形明（おがた・あきら、仮名）

市中病院での臨床を 10 年以上行ってから大学病院に帰った 2 児の親。想像以上の劣悪な環境に一度心が折れたが、とりあえずせっかくの新しい環境をかみしめようと思いなおして最近を過ごしている。

工藤光輝（くどう・みつてる）

2013 年より、全国保険医団体連合会事務局次長。

河野恵美子（こうの・えみこ）

大阪医科薬科大学一般・消化器外科勤務。外科における男女共同参画の活動を 10 年以上にわたり行い、内閣府男女共同参画局「令和 2 年度女性のチャレンジ賞」受賞。

佐藤英仁（さとう・ひでひと）

東北福祉大学総合福祉学部准教授、公益財団法人日本医療総合研究所研修委員。専門は医療経済学、社会統計。

鈴木土身（すずき・どみ）

大学卒業後、秋田県内の医療機関に勤務。2005 年より厚生連労組専従、鹿角の運動に参加。

大利英昭（だいり・ひであき）

都庁職病院支部書記長、看護師。都立駒込病院勤務。2020 年 3 月からコロナ専門病棟に配属。

中井章人（なかい・あきひと）

日本医科大学産婦人科教授、日本医科大学多摩永山病院院長。周産期領域が専門。国の医療計画策定に関与し、長年、医師不足、地域偏在、働き方改革等の問題に取り組んでいる。

長島仁（ながしま・ひとし）

士別市病院事業管理者、士別市立病院院長。1987 年徳島大学医学部卒業後、あこがれの北海道へ妻（産婦人科医）と共に赴任、現在士別市病院事業管理者として単身赴任中。

中原のり子（なかはら・のりこ）

東京過労死家族会会員、医師の働き方を考える会共同代表。薬剤師。大学卒業後、小田原市立病院勤務時に中原利郎と出会う。

長原光（ながはら・ひかる）

2016 年に埼玉県済生会栗橋病院の第 4 代院長に就任。院長就任後、地域のピロリ菌と C 型肝炎ウイルス対策に積極的に取り組み、住民への情報発信と対策を行っている。

早川佐知子（はやかわ・さちこ）

明治大学経営学部専任准教授。専門はアメリカの病院経営と人事労務管理。

松丸正（まつまる・ただし）

弁護士。過労死という言葉のなかった 40 年前から、多くの研修医・大学院生を含む勤務医の過労死等の事件に弁護士として関わってきた。医師の過労死は医療現場の「炭坑のカナリア」と受け止めて取り組んでいる。

宮沢裕夫（みやざわ・ひろお）

長野県保険医協会会長。日本大学歯学部卒業後、日本大学講師を経て、松本歯科大学歯学部教授、松本歯科大学病院病院長、長野県保険医協会会長など歴任。

【編著者】
本田 宏（ほんだ・ひろし）
NPO法人医療制度研究会副理事長。1979年医師免許取得。外科医として36年病院勤務。還暦を機に2015年3月、済生会栗橋病院を退職。医療再生のために情報発信活動に加えて市民活動などへ積極的に参加し、国民の幅広い連帯を目指している。
主な著書に『誰が日本の医療を殺すのか―「医療崩壊」の知られざる真実』（洋泉社、2007年）、『医療崩壊はこうすれば防げる！』（洋泉社、編著、2008年）、『「医療崩壊」のウソとホント―国民が知らされていない現場の真実』（PHP研究所、2009年）、『なぜ、病院が大赤字になり、医師たちは疲れ果ててしまうのか！？―医療をつくり変える33の方法』（合同出版、監修、2010年）、『本当の医療崩壊はこれからやってくる！』（洋泉社、2015年）、『高齢期社会保障改革を読み解く』（自治体研究社、共著、2017年）、『Dr.本田の社会保障切り捨て日本への処方せん改定版』（自治体研究社、2020年）、『日本の医療崩壊をくい止める―日本を安心して生きられる国にするために』（泉町書房、2021年）など多数。

装幀　夏来怜
本文デザイン・組版　Shima.

日本の医療は
なぜ弱体化したのか　再生は可能なのか

2021年11月30日　第1刷発行

編著者　本田 宏
発行者　坂上美樹
発行所　合同出版株式会社
　　東京都小金井市関野町1-6-10
　　郵便番号　184-0001
　　電話　042（401）2930
　　振替　00180-9-65422
　　ホームページ　https://www.godo-shuppan.co.jp/

印刷・製本　惠友印刷株式会社
■刊行図書リストを無料進呈いたします。
■落丁乱丁の際はお取り換えいたします。

ISBN978-4-7726-1470-2　NDC360　210 × 148